Carolin Caprano

Mein Hund
– gesund mit Effektiven Mikroorganismen

CapKo - Books

Impressum

© 2021 Carolin Caprano
Kontakt: www.carolin-caprano.com

publiziert von: CapKo – Books
www.capko-books.de

Lektorat: Dr. Lisanne Willimzig

Covergestaltung: © Carolin Caprano
Coverfotos: lifeonwhite/Shotshop (Vorderseite), jplenio auf Pixabay (Rückseite)
Covergrafik: Irina Ilina auf Pixabay (Vorderseite)
Fotos und fachliche Grafiken (wenn nicht anders am Bild gekennzeichnet): Carolin Caprano

ISBN: 9783754314937

Herstellung und Verlag: BoD – Books on Demand, Norderstedt

Bibliografische Information der Deutschen Nationalbibliothek
Die Deutsche Nationalbibliothek verzeichnet diese Publikation in der Deutschen Nationalbibliografie; detaillierte bibliografische Daten sind im Internet über http://dnb.d-nb.de abrufbar.

Haftungsausschluss: Die Autorin hat sich um richtige und zuverlässige Angaben bemüht. Fehler können jedoch nicht vollständig ausgeschlossen werden. Eine Garantie für die Richtigkeit der Angaben kann daher nicht gegeben werden. Eine Haftung für Schäden oder Unfälle wird aus keinem Rechtsgrund übernommen.
Die Wirkmechanismen einiger der im Buch genannten Therapieverfahren werden in wissenschaftlichen Studien kontrovers diskutiert und sind nicht abschließend belegt.

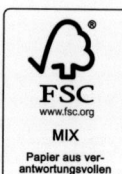

Carolin Caprano

Mein Hund
– gesund mit Effektiven Mikroorganismen

CapKo - Books

Inhalt

Vorwort

Sie haben schon öfter von Effektiven Mikroorganismen gehört und haben aber keine Idee, worum es dabei eigentlich geht?
Oder Sie haben vielleicht schon erste Berührungspunkte mit den EM gehabt und möchten jetzt gerne wissen, wie diese auch in einem Haushalt mit Hunden sinnvoll eingesetzt werden können?

Dann wird Ihnen dieser kleine Ratgeber ganz sicher weiterhelfen können. Er wird Ihnen sowohl eine Einführung in das Thema dieser nützlichen Mikrobenmischung geben als auch Ideen vermitteln, wie Sie diese bei Ihren Hunden und in Ihrem Haushalt anwenden können.

EM können einen wundervollen Beitrag für unsere Umwelt leisten, indem wir auf einen Großteil chemischer Produkte verzichten können, wenn wir stattdessen auf die Lösungen mit den Mikroorganismen zurückgreifen. Und auch beim Einsatz am oder im Hund können wir diesen Weg weiterverfolgen.

Ich wünsche Ihnen viel Spaß beim Lesen

Carolin Caprano

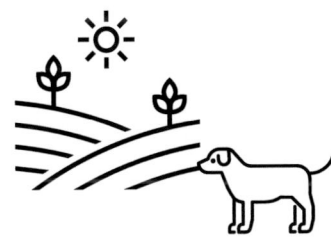

Ein bisschen Anatomie

Das Thema dieses Buches sind die Effektiven Mikroorganismen. Doch trotzdem wollen wir vorab einen kleinen Exkurs wagen. Anatomische Basiskenntnisse können nämlich helfen, grundlegende Zusammenhänge leichter zu verstehen. Je mehr Sie als Tierbesitzer selbst wissen und überprüfen können, umso schneller können Sie im Notfall unterstützend eingreifen.

An dieser Stelle erhalten Sie deshalb einen kurzen Überblick über das Skelett mit Gebiss, die Muskulatur und die inneren Organe des Hundes.

Skelett

Das Skelett wird als passiver Bewegungsapparat bezeichnet und bildet das Knochengerüst des Körpers. Wir unterteilen dabei in Schädel, Stammskelett mit Wirbelsäule, Brustbein und Rippen, sowie in die Gliedmaßen.

Das Hundeskelett besteht aus ca. 321 Knochen, von denen viele hauptsächlich im Bereich des Schädels miteinander verwachsen sind. Das übrige Skelett ist gelenkig verbunden.

Die Anbindung zu den Muskeln erfolgt über Sehnen. Die Bänder stabilisieren die Gelenke.

Die Wirbelsäule besteht aus sieben Halswirbeln, dreizehn Brustwirbeln, sieben Lendenwirbeln, drei Kreuzwirbeln (verwachsen zum Kreuzbein) und 20-23 Schwanzwirbeln. Die Rippen bestehen aus dem oberen Rippenknochen, der mit den Wirbeln gelenkig verbunden ist, sowie dem unteren Rippenknorpel. Der Schädel besteht aus den Hirnschädelknochen, die das Gehirn umhüllen, sowie den Angesichtsknochen um Maul- und Nasenhöhle.

Die Vorhand wird von Schulterblatt, Oberarm, Unterarm (Elle und Speiche) und der Hand gebildet. Die Hand besteht aus der Handwurzel, der Mittelhand und fünf Fingern. Die Finger haben je drei Glieder (mit Ausnahme des Daumens mit zwei Gliedern).

Die Hinterhand besteht aus dem Becken, dem Oberschenkel, Unterschenkel (mit Schien- und Wadenbein) und dem Fuß. Der Fuß umfasst die Fußwurzel, die vier Mittelfußknochen mit vier Zehen, welche jeweils aus drei Gliedern bestehen. Das Becken stellt eine feste Verbindung der Hinterhand mit dem Skelett des Stammes her.

Die Knochen sind überall dort, wo Bewegungen zwischen zwei Knochen stattfinden sollen, durch Gelenke verbunden. An den Knochenenden – am Gelenk – ist dieser von Gelenkknorpeln überzogen. Die Gelenkkapsel verbindet dann die Knochenenden und beschreibt die Gelenkhöhle. Die Gelenkschmiere (Synovialflüssigkeit) wird in der Kapsel gebildet, schützt vor Reibung, dient der Ernährung des Gelenkknorpels und trägt zusammen mit dem Gelenkknorpel zur Stoßdämpfung bei.

Gebiss

Anhand des Gebisses einer Tierart kann man auch die Ernährungsweise erkennen. Hunde sind Raubtiere und benötigen deshalb ein starkes Gebiss.

Pro Seite Oberkiefer:
3 Schneidezähne (Incisivi),
1 Fangzahn (Caninus),
4 Backenzähne (Prämolar),
2 Backenzähne (Molar)

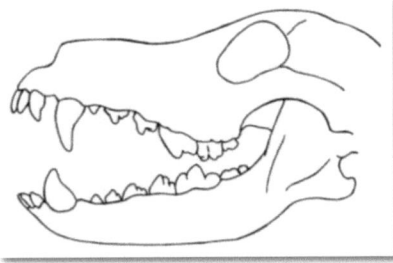

Pro Seite Unterkiefer:
3 Schneidezähne (Incisivi),
1 Fangzahn (Caninus),
4 Backenzähne (Prämolar),
3 Backenzähne (Molar)

Muskulatur

Die Muskulatur wird, im Gegensatz zum Skelett, als aktiver Bewegungsapparat bezeichnet. Man unterscheidet in quergestreifte Muskulatur (Skelettmuskulatur, Herzmuskel) und glatte Muskulatur (z. B. in den inneren Organen).

Die Muskulatur des Skeletts hat unterschiedliche Aufgaben und auch entsprechende Formen. Bei der Muskulatur des Stammes handelt es sich in erster Linie um Aufrichter/Strecker, Seitbieger und Versteifer der Hals-, Brust- und Lendenwirbelsäule. Dabei erstrecken sich die einzelnen Muskelfasern über mehrere Segmente und sind kulissenartig in drei Schichten angeordnet. Diese drei Schichten bezeichnet man als oberflächliche, mittlere und tiefe Muskulatur.

An den Gliedmaßen unterstützt die Muskulatur immer entsprechend den Funktionen. Man unterscheidet Stütz-, Auffang- und Schubfunktionen.

Die Muskulatur der Vorhand ist dabei entsprechend ihrer Funktionen wesentlich schwächer als die der Hinterhand. Die Muskulatur von Unterarm bzw. Unterschenkel besteht aus Beugern und Streckern, ist sehnig durchwachsen und geht in lange Endsehnen über.
Alle Muskeln sind entweder direkt oder durch eine Sehne mit dem Knochen verbunden.

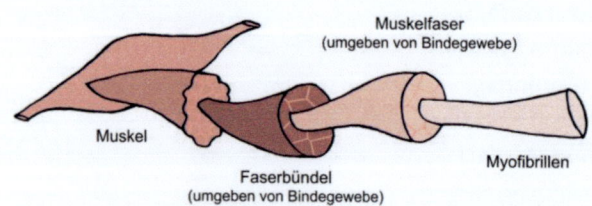

Muskelfaser
(umgeben von Bindegewebe)

Muskel

Myofibrillen

Faserbündel
(umgeben von Bindegewebe)

Innere Organe

Bei den inneren Organen teilen wir ein in

- den Respirationstrakt (zu- und ableitende Atemwege und Lunge)
- das Herz
- das Lymphatische System (Lymphe, Lymphknoten, Milz, Thymus)
- den Verdauungstrakt (Mundhöhle, Magen, Darm) mit Leber, Galle und Bauchspeicheldrüse
- den Harnapparat (Nieren, Harnleiter, Blase, Harnröhre)
- die Fortpflanzungsorgane (männliche und weibliche)

Zu den zuleitenden Luftwegen gehören die Nasenhöhle, der Rachen, der Kehlkopf, die Luftröhre und die Bronchien. Die Luftröhre beginnt dabei im Schlund und besteht aus Knorpelringen. Die Luft wird hinunter in die Lungen geführt, wo sie sich in die Bronchien verteilt. Von dort aus wird die Luft dann in die kleinen Lungenbläschen (Alveolen) geleitet.

Rippen und Zwerchfell begrenzen den Brustraum. Die Lunge nimmt dabei den größten Anteil des Brustraumes ein. Das Herz sitzt ungefähr in der Mitte (etwas mehr links) des Brustraums in Höhe der vierten bis sechsten Rippe und berührt mit seinem tiefsten Punkt das Brustbein.

Das Herz ist in die rechte und die linke Herzhälfte aufgeteilt. Jede Seite hat einen Vorhof und eine Kammer, die jeweils durch Klappen getrennt sind. Die vordere und hintere Hohlvene mündet jeweils in den rechten Vorhof und bringen sauerstoffarmes Blut. Von dort aus wird das Blut weiter in die rechte Herzkammer transportiert, die es wiederum über die Lungenarterie in die Lungen weitertransportiert.

Über die Lungen fließt dann mit Sauerstoff angereichertes Blut über die Lungenvenen in den linken Vorhof und über die linke Herzkammer in die Hauptschlagader (Aorta).

Das lymphatische System besteht aus den Lymphgefäßen, dem lymphatischen Gewebe und der Lymphflüssigkeit. Neben den venösen Gefäßen ist das Gefäßsystem der Lymphe das zweite große „Drainage-System" des Körpers. An verschiedenen Stellen sind sogenannte Lymphknoten in die Lymphgefäße eingekoppelt. Diese Lymphknoten haben die Aufgabe, die Lymphe zu reinigen, Lymphozyten zu produzieren und Fremdstoffe zu beseitigen.

Die Gefäßsysteme von Blut und Lymphe bilden das Kreislaufsystem, welches sich in den großen Kreislauf (Körperkreislauf) und den kleinen Kreislauf (Lungenkreislauf) aufteilt.

Der Thymus liegt im Brustkorb und ist ein Organ, das sich bis zur Geschlechtsreife zurückbildet und dann nur noch rückständig vorhanden ist. Auch der Thymus gehört zu den lymphatischen Organen und spielt eine wichtige Rolle bei der Entwicklung des Immunsystems.

Die Milz liegt nahe am Magen und ist eng mit dem Blut sowie dem Lymphsystem verbunden. Sie speichert Blut und Eisen, baut rote Blutkörperchen ab, speichert Blutplättchen und baut sie auch ab. Sie bildet außerdem Lymphozyten und Phagozytoseaktivitäten.

Der Verdauungstrakt wird in Kopfdarm, Vorderdarm, Mitteldarm, Enddarm und Darmanhangsdrüsen eingeteilt. Zum Kopfdarm gehören dabei die Maulhöhle mit Zunge, Speicheldrüsen, Rachen und natürlich die Zähne.
Zum Vorderdarm gehören die Speiseröhre und der Magen, der in der Bauchhöhle liegt. Mitteldarm und Dünndarm umfassen den gesamten Darmkanal bis hin zum Dickdarm mit After.

Durch den Brustraum verläuft außerdem die Speiseröhre, über die Nahrung in das Verdauungszentrum im Bauch geführt wird. Das Futter wird durch Muskelbewegungen von der Speiseröhre in den Magen befördert.
Dort öffnet sich der Magen (Magenpförtner = Pylorus) und schließt sich danach wieder. Im Magen befinden sich Drüsen, die Säure und

Verdauungsenzyme produzieren. Das Futter liegt im Schnitt vier Stunden im Magen und wird dann an den Zwölffingerdarm weitergegeben. Aus der Bauchspeicheldrüse gelangen weitere wichtige Verdauungsenzyme in den Zwölffingerdarm. Der exkretorische Drüsenabschnitt der Bauchspeicheldrüse bildet den Pankreassaft, der wichtige Enzyme für die Fett-, Eiweiß- und Kohlenhydratverdauung enthält. Der endokrine Drüsenanteil produziert durch die Langerhans'schen Inseln die Hormone Insulin und Glukagon, welche für den Zuckerhaushalt zuständig sind. Über den Dickdarm wandert der Futterbrei dann weiter in Richtung Mastdarm, wo er ausgeschieden wird.

Leber und Bauchspeicheldrüse werden als Darmanhangsdrüsen bezeichnet. Sie stehen mit ihren Verdauungssekreten in einer funktionellen Verbindung zum Darm. Für den Organismus ist die Leber das zentrale Stoffwechselorgan. Als Galle bezeichnet man das Sekret der Leber, welches in der Gallenblase gespeichert wird. Der Eiweiß-, Kohlenhydrat- und Fettstoffwechsel gehört zu den Funktionen der Leber. Außerdem hat sie eine Entgiftungs- sowie eine Speicherfunktion.

Die Nieren liegen auf beiden Seiten der Wirbelsäule, außerhalb der Bauchhöhle, zwischen Bauchfell und Bauchwand. Jede Niere besteht aus Rinde, Medulla und Nierenbecken. Von jeder Niere geht ein Harnleiter ab, durch den der Urin zur Blase fließt. Die Blase ist ein Sammelgefäß für den Urin. Die Entleerung der Harnblase erfolgt reflektorisch und wird willkürlich ausgelöst. Der Füllungszustand der Blase wirkt dabei als Reiz. Als letzten Abschnitt des Harnapparates dient die Harnröhre zur Ausscheidung des Urins.

Die Aufgabe des Harnapparates ist die Ausscheidung bestimmter Stoffwechselprodukte wie Harnstoff und -säure, Kreatinin sowie wasserlöslicher Stoffe (unter anderem Toxine und Medikamente).
Bei den Geschlechtsorganen unterscheidet man in äußere und innere Organe. So umfassen Hoden, Nebenhoden, Samenleiter, Prostata, Samenblasendrüse und Cowpersche Drüse die inneren Geschlechtsorgane eines männlichen Tieres. Penis und Hodensack zählen zu den äußeren.

Bei der Paarung kommt es durch Blutansammlung im Gewebe zu einer Verdickung des Schwellkörpers. Der Penis ist zudem mit einem Penisknochen versehen, welcher die Harnröhre stützt.

Scheide, Cervix, Gebärmutter, Eileiter und Eierstöcke dagegen zählen zu den weiblichen inneren Geschlechtsorganen, Scheidenvorhof und Scham zu den Äußeren.

Eine Hündin wird innerhalb ihres ersten Lebensjahres geschlechtsreif (meist zwischen dem siebten und vierzehnten Lebensmonat). Dies macht sich durch Blutungen bemerkbar, der sogenannten Läufigkeit. Ein Rüde ist im Durchschnitt mit ungefähr zehn Monaten geschlechtsreif. Ansonsten gilt der gleiche Zeitraum wie bei der Hündin.

Die Zeit, in der die Hündin gedeckt werden kann, nennt man „Hitze" und dauert im Schnitt zwei bis drei Wochen. Die Ovulation tritt nach dem ersten Drittel der Hitze ein. Der Zyklus der Hündin wiederholt sich in Abständen von ca. sechs bis acht Monaten. Wird eine Hündin von einem Rüden „gedeckt" und ist daraufhin trächtig, so dauert die Trächtigkeit etwa 63 Tage.

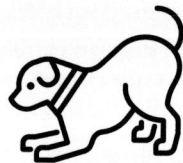

Vital-Werte & Co.

Für jeden Hundehalter sollte es zur Selbstverständlichkeit werden, die wichtigsten Vitalwerte bei seinem Hund überprüfen zu können. Denn nur wenn man weiß, wann das Tier gesund ist, kann man auch erkennen, wenn etwas nicht in Ordnung ist. Die zunächst wichtigsten Parameter sind Puls – Atmung – Temperatur. Durch eine regelmäßige Kontrolle dieser Werte lassen sich die Norm-Werte des jeweiligen Hundes bestimmen, denn auch kleine Abweichungen können vielleicht bei Ihrem Hund „normal" sein.

Puls / Herzschlag

Der Puls bzw. der Herzschlag kann bei schmalbrüstigen Hunden an der seitlichen Brustwand knapp hinter dem Ellbogen gefühlt werden. Auf jeden Fall aber ist der Puls an der Arterie innen am Oberschenkel zu fühlen. Die Pulsfrequenz liegt bei ca. 70 - 120 Schlägen pro Minute. Bei der Pulsfrequenz kann es aber auch rassetypisch sehr große Unterschiede geben. Hier deshalb ein paar Durchschnittswerte:

- bei kleinen Hunden 90 - 160 Schläge / min.
- bei mittleren Hunden 80 - 130 Schläge / min.
- bei großen Hunden 70 - 100 Schläge / min.

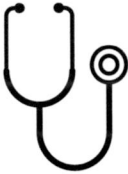

Atmung

Sie ist beim auf der Seite liegenden Tier gut sichtbar an der Brust-Bauch-Bewegung oder kann mit der Wange vor der Nase gefühlt werden.
Die Atemfrequenz liegt im Normalfall zwischen (15) 20 - 30 Atemzügen pro Minute.

Temperatur

Die Temperatur wird mit einem herkömmlichen Fieberthermometer rektal gemessen. Am besten benutzt man für das Tier ein eigenes Thermometer, welches vor dem Einführen mit etwas Vaseline gleitfähiger gemacht wird. Idealerweise wird die Temperatur während einer Ruhephase gemessen, da sie sehr leicht bei Aktivität oder Stress ansteigen kann.

Die Normaltemperatur beim Hund liegt zwischen 38,3 und 39,3°C.

Augen und Ohren

Die Augen sollten glänzend sein und aufmerksam die Umwelt wahrnehmen. Zur Kontrolle zieht man das untere Augenlid vorsichtig nach unten und schaut nach, ob die Bindehäute eine blassrosa Farbe haben und nicht entzündet oder gerötet sind. Auch das Weiße im Auge sollte glänzend und nicht gerötet sein. Überprüfen kann man auch die normale Reaktion der Pupillen auf Lichteinfall, sowie die Gleichmäßigkeit beider Pupillen zueinander.

Augenausfluss, vor allem wenn er bräunlich, grünlich oder gelblich verfärbt ist, kann auf eine Entzündung oder Infektion hindeuten.

Ebenso gelten für die Ohren regelmäßige Kontrollen und sie sollten sauber und hellrosa sein. Man achtet auf Ablagerungen, Verfärbungen sowie auf starken bzw. auffälligen Geruch (z.B. wie alter Käse). Entdeckt man dunkelbraunen/dunkelroten Ohrenschmalz, kann dies ein Hinweis auf Ohrmilben oder eine Entzündung sein.

Zähne und Zahnfleisch

Auch die Zahnkontrolle sollte zur Routine werden, denn Probleme an Zähnen oder Zahnfleisch können schwere Folgen nach sich ziehen. Man öffnet dazu das Maul des Hundes mit beiden Händen und untersucht die Zähne auf Zahnstein, abgebrochene Ecken, oder wackelnde Zähne. Eine regelmäßige Reinigung der Zähne mit Hunde-Zahnbürsten und eventuell einer speziellen Zahncreme für Hunde (zu Beginn kann eine gut schmeckende Paste die Eingewöhnung evtl. erleichtern), kann die Zahnsteinbildung reduzieren. Auch spezielle Snacks und Kauspielzeug beugen vor.
Das Zahnfleisch kontrolliert man am besten durch leichten Druck mit dem Finger über einem Oberkieferzahn. Wenn man den Finger wieder wegnimmt, sollte sich der weiße Fingerabdruck gleich wieder rosa färben.

Schleimhäute

Die Schleimhäute sollten immer blassrosa sein (Abweichungen sind je nach Hunderasse aber möglich).

Blasse Schleimhäute treten häufig auf bei:
- Kreislaufschock
- Anämien
- akutem Stress
- niedrigem Blutdruck

Bläuliche Schleimhäute treten auf bei:
- Atemnot
- Herzerkrankungen
- Unterkühlung

Sonstiges

Täglich sollte der ganze Hund auf ungewöhnliche Beulen oder Knoten hin abgesucht werden. Mit den Händen und Fingerspitzen kann man ganz einfach den ganzen Hund kontrollieren und es gleichzeitig als Kuscheleinheit verbuchen.
Die Krallen des Hundes sollten nicht zu lang sein und die Ballen auf Risse oder Schnittverletzungen hin überprüft werden.
Auch der „Intimbereich" muss immer wieder auf Verunreinigungen, Entzündungen oder sonstige Auffälligkeiten hin untersucht werden.

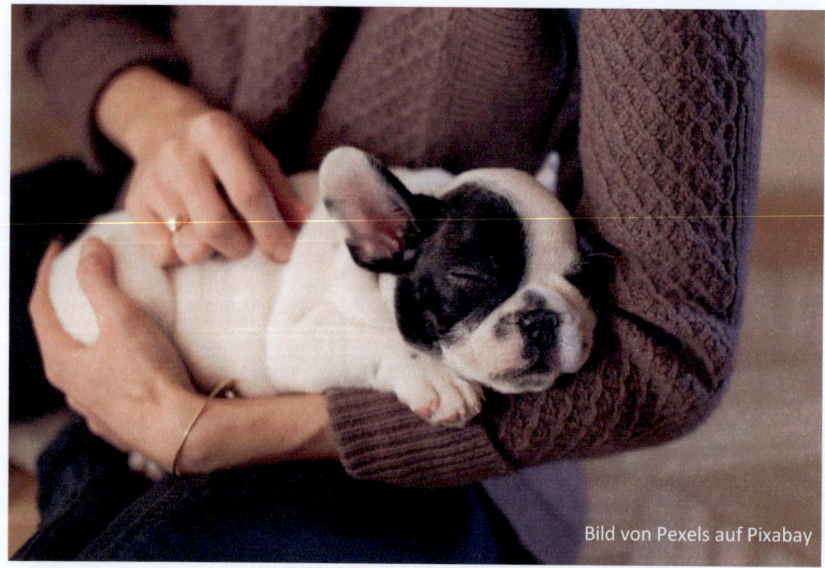

Bild von Pexels auf Pixabay

Die Werte meiner Hunde

Name   Hund

_____

Wert	Datum	Datum	Datum	Datum
Puls				
Atmung				
Temperatur				

Name   Hund

_____

Wert	Datum	Datum	Datum	Datum
Puls				
Atmung				
Temperatur				

Name   Hund

_____

Wert	Datum	Datum	Datum	Datum
Puls				
Atmung				
Temperatur				

Die Notfallapotheke

Bevor wir dazu kommen, wie wir Hunde mit Effektiven Mikroorganismen gesund erhalten können, beschäftigen wir uns noch kurz damit, was wir außerdem in unserer Hausapotheke für den Hund alles haben sollten. Gerade bei Unfällen oder Verletzungen kann es schnell notwendig werden, als Hundehalter selbst schon einmal eingreifen zu müssen, bis man professionelle Hilfe in Anspruch nehmen kann. Aus diesem Grund sollte man auch entsprechend ausgerüstet sein und einiges im Haushalt vorrätig haben.

Zunächst sollte auf jeden Fall eine Grundausstattung bzw. erste Hilfe-Ausrüstung vorhanden sein. Diese besteht aus:

- sauberer Verbandwatte
- elastischen Bandagen (5 oder 10cm breit)
- Mull-Wundauflagen
- Desinfektionsmittel für Oberflächen
- Desinfektionsmittel für die Haut bzw. Wunddesinfektionsmittel (z.B. Betaisodona, Octenisept, Wasserstoffperoxid 3%)
- Isotonische Kochsalzlösung
- evtl. sterilen Tupfern
- Klebeband
- Verbandschere
- Fieberthermometer
- sauberen Gummihandschuhen
- Einmalspritzen (ohne Kanülen) in verschiedenen Größen
- Maulkorb
- evtl. Stethoskop

Die Ausrüstung sollte möglichst separat gelagert werden und nicht im Alltag eingesetzt werden, damit im Notfall auch wirklich alles griffbereit ist!

Abgesehen von dieser Grundausrüstung empfiehlt es sich aber auch eine naturheilkundliche Notfallapotheke anzuschaffen. An dieser

Stelle bekommen Sie einige Ideen, womit diese ausgestattet werden könnte.

Salben
- Wund- und Heilsalbe (z.B. Bepanthen, Zinksalbe etc.)
- Ringelblumensalbe
- Arnikasalbe
- Melkfett
- Pferdebalsam bzw. sonstige Salbe oder Gel mit kühlender, durchblutungsfördernder Wirkung
- Brandsalbe

Tinkturen
- Arnika
- Beinwell
- Ringelblume
- Schafgarbe

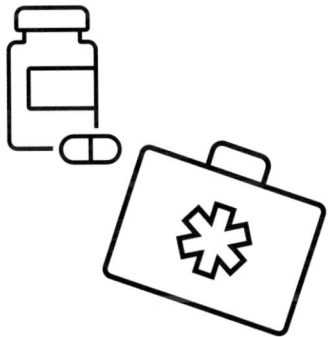

Pflanzenöle
- Leinöl
- Johanniskrautöl
- Kokosöl
- Nachtkerzenöl

Sonstiges
- Obst-Essig
- Heilerde bzw. essigsaure Tonerde zum anrühren
- Cool-Packs (evtl. auch Quark) im Kühlschrank bereithalten
- Kochsalzlösung (für Inhalationen oder zum Säubern von Wunden)
- Euphrasia-Augentropfen
- Bachblüten Rescue-Notfalltropfen und Salbe
- Dr. Schaette ColoSan – Hund (für Magen/Darm)

Effektive Mikroorganismen – was ist das?

Nachdem wir nun einiges dazu gelernt haben, wie wir erkennen können, ob unsere vierbeinigen Freunde gesund sind und was wir für den Notfall Zuhause griffbereit haben sollten, möchten wir uns nun mit einem ganz wichtigen Baustein befassen.

Der größte Wunsch ist es ja, dass der eigene Hund möglichst gesund bleibt, und dafür können wir viel tun.

Angefangen über eine artgerechte Haltung, bis hin zu einer gesunden Fütterung und einem achtsamen Umgang mit dem Hund haben wir viele Bausteine, die wir hier zusammenfügen können.

Dabei können bei allen Bausteinen die EM, also die Effektiven Mikroorganismen ihren Einsatz finden.

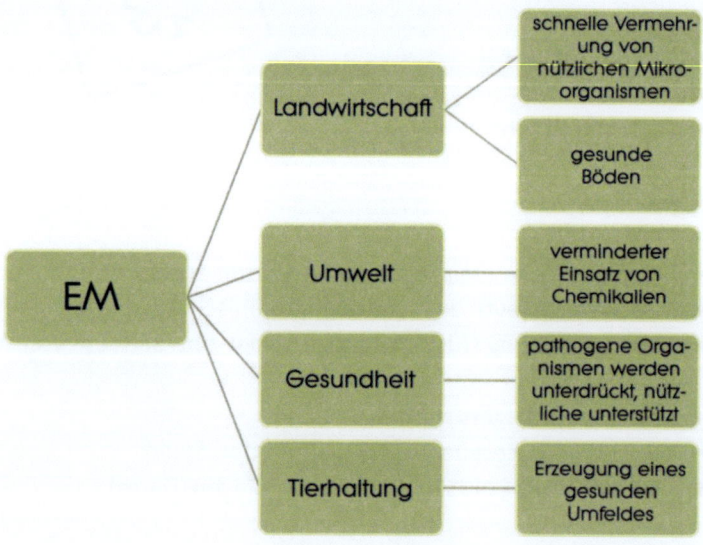

Doch was sind nun genau EM?

Effektive Mikroorganismen wurden von dem japanischen Agrarwissenschaftler Prof. Dr. Teruo Higa bei seinen Forschungen „entdeckt" und schon seit 1982 finden sie auch international Verwendung. Seitdem wurde viel weitergeforscht und es wurden auch immer wieder neue Anwendungsgebiete für die EM erschlossen.

Die sogenannte EM-Grundmischung ist eine braune, aromatisch riechende und schmeckende Flüssigkeit. Diese besteht hauptsächlich aus Milchsäure- und Photosynthesebakterien sowie fermentaktiven Pilzen. Die meisten davon werden für die Herstellung von Lebensmitteln verwendet bzw. kommen auch darin vor. Klassische Beispiele für die Fermentierung, die wahrscheinlich jeder kennt, sind Sauerkraut, Joghurt oder Bier.
Wenn eine Mikrobenmischung aus natürlich vorkommenden (genetisch unveränderten) Mikroorganismen mit organischem Material zusammengebracht wird, dann produzieren die fleißigen Mikroben eine Fülle nützlicher Substanzen. Diese Substanzen sind zum Beispiel Vitamine, organische Säuren, mineralische Chelatverbindungen, unterschiedliche Antioxidantien.

Die Symbiose der Mikroorganismen erzeugt starke erneuerbare Kräfte. In unterschiedlichen Milieus entwickeln sie dann überraschende Wirkungen, die in der heutigen EM-Technologie zur praktischen Anwendung gebracht werden können.
Ursprüngliche fanden die EM ihren Einsatz als Bodenverbesserungsmittel in Landwirtschaft und Gartenbau. Auch heute ist das in der Basis noch so, jedoch hat sich der Einsatz weltweit in vielen Bereichen von Landwirtschaft, Umwelt, Gesundheit und Industrie erweitert.

EM-Produkte fördern beim Einsatz in der Landwirtschaft eine schnelle Vermehrung von nützlichen Mikroorganismen. Gesunde Böden entstehen durch die Verbesserung der Umsetzung der organischen Abfälle im Boden und fördern damit gute Wachstumsbedingungen für Pflanzen. Auf diese Weise sind auch gute Erträge ohne den Einsatz von sonstigen Hilfsmitteln möglich. EM schafft ein mikrobielles Gleichgewicht, indem die erwünschten Mikroben wieder die Dominanz übernehmen und möglicherweise pathogene (krankmachende) Mikroben auf das notwendige Maß beschränkt werden.

Für die Tierhaltung und auch Tierzucht bedeutet das, dass ein gesundes Umfeld erzeugt wird. Dabei wird ein verminderter Einsatz von Antibiotika und Chemikalien erreicht.

Mit EM fermentierte, organische Materialien tragen auch als Futterzusatz zur Tiergesundheit bei. Organische Abfälle werden durch Fermentation mit EM wieder in „Wertstoffe" umgewandelt, Fäulnis wird verhindert und so werden zum Beispiel tierische Abfälle, Hausmüll, Kompost und Abwässer nützliche Produkte im Kreislauf des Lebens. Bei diesem Prozess werden auch unangenehme und/oder schädliche Gerüche aufgelöst und in Wertstoffe verwandelt.
In Gewässern beschleunigen die Effektiven Mikroorganismen den Abbau von abgestorbenen organischen Materialien in Sedimenten und verbessern somit die Wasserqualität.

Im Haushalt finden die EM ihren Einsatz als Reinigungsmittel, zur Verbesserung des Raumklimas, zur Behandlung des Bioabfalls, sowie im Garten beispielsweise als Bodenverbesserer. Mittlerweile werden die EM auch als Zusatz von Ton, Baumaterialen oder Farben benutzt.

Bakterien, die sind doch schädlich... oder?

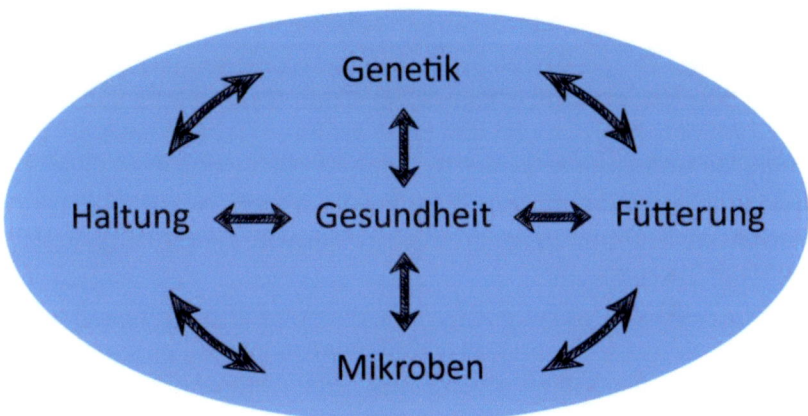

Bei Mikroorganismen denken die meisten von uns wahrscheinlich zunächst an solch unheimliche Dinge, wie krankmachende Bakterien oder Viren und stellen sich die Frage, was daran denn gut und gesund sein soll!?
Aus diesem Grund soll der Begriff „Mikroorganismen" auch zunächst einmal gründlich erklärt werden.

Ganz neutral handelt es sich bei Mikroorganismen bzw. Mikroben um Kleinstlebewesen, die eigentlich nur unter dem Mikroskop sichtbar gemacht werden können. Mit dem bloßen Auge sind sie also sonst nicht zu sehen.
Die Mikroorganismen sind übrigens keine einheitliche Gruppe in der Biologie, jedoch fallen die Meisten unter ihnen unter die Einzeller (ein paar fallen auch unter die Wenigzeller).

Beispiele für Mikroorganismen sind Bakterien, Protozoen, Algen und auch Pilze. Wichtig ist es dabei zu wissen, dass es eben nicht nur krankmachende (pathogene) Mikroorganismen gibt, sondern im Gegenteil sogar viel mehr für Mensch, Tier und Umwelt nützliche und physiologische Mikroben.

Alles um uns herum und sogar wir selbst sind besiedelt von einer schier unzähligen Menge an Kleinstlebewesen, die mit uns und unseren Tieren eine Symbiose eingehen. Sie bilden die natürliche und nützliche Flora auf der Haut und den Schleimhäuten, auch in unserem Inneren. Sie sind unter anderem Bestandteil der sogenannten Magen- und Darmflora und dafür zuständig, diese vor pathogenen Keimen zu beschützen, das Immunsystem zu unterstützen und sogar einige wichtige Vitamine zu bilden.

Erst wenn diese nützliche Flora an Mikroben in und auf unseren Hunden aus dem Gleichgewicht gerät, entstehen Krankheiten, wie z.b. Hautentzündungen, Durchfall, Allergien und viele mehr.
Deshalb ist es zunächst auch so wichtig, dass wir unsere Hunde so artgerecht wie möglich ernähren und somit die Mikroben im Darm das gesunde Futter bearbeiten und für sich und den Körper nutzbar machen können. Gutes Futter bildet also die Grundlage für einen gesunden Darm.

Auch sollte so wenig „Chemie" wie nur möglich zum Einsatz kommen. Es führt zwar manchmal kein Weg an einer Wurmkur oder einem Antibiotikum vorbei, doch sollten solche Maßnahmen wirklich nur sehr gezielt dann eingesetzt werden, wenn es keine andere Möglichkeit gibt. Solche Präparate töten zwar schädliche Bakterien und mehrzellige Parasiten wie Würmer ab, aber sie können leider nicht zwischen „Gut" und „Böse" unterscheiden.
Neben den krankmachenden Organismen, wird auch die physiologische Flora vernichtet. So ist es nicht ungewöhnlich, dass es nach der Anwendung von Antibiotika zu mehr oder weniger starken Nebenwirkungen kommt, wie beispielsweise Durchfall.

Immer dann, wenn ich also die natürliche Haut- oder Schleimhautflora durch chemische Medikamente auslösche, hinterlasse ich sozusagen ein neutrales Terrain. Es gibt keine physiologische Flora mehr, die einen Schutz gegen krankmachende Keime bieten kann und so können sich diese schneller ansiedeln und es entsteht eine überwiegend pathogene Flora. Genauso ist es mit Oberflächen, die ständig mit Desinfektionsmitteln behandelt werden.

Man kann aber dagegen vorgehen, indem man solche Oberflächen, ebenso wie Haut oder Darm wieder aktiv mit erwünschten Mikroben besiedelt und sich so auch die weitere positive Mikrobenflora entwickeln kann.

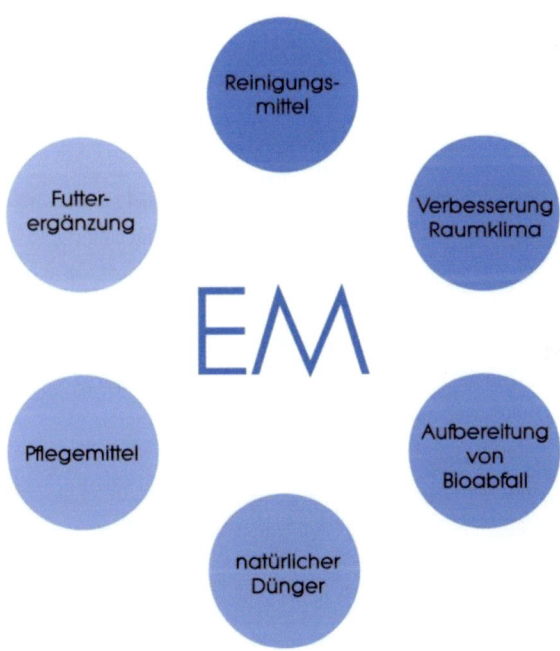

Die wichtigsten Darreichungsformen der EM

Wir haben weiter vorne schon gelernt, dass es sich bei den Effektiven Mikroorganismen grundsätzlich um eine flüssige Mikrobenmischung handelt. Diese bildet im Normalfall die Basis aller weiteren „Produkte", die es rund um das Thema EM gibt und wird **EM-Grundlösung oder Urlösung** genannt.

Die Urlösung, ist ein flüssiges Multi-Mikroben-Präparat und ein Hilfsmittel zur Verlebendigung des Bodens (dafür wurde das Produkt zugelassen). Die Lösung besteht aus einer Mischkultur von nützlichen, effektiven, für Mensch, Tier, Pflanze und Umwelt völlig unschädlichen Mikroorganismen, die sich weltweit in natürlicher Umgebung nachweisen lassen.

Die genauen Zusammensetzungen unterscheiden sich von Hersteller zu Hersteller dabei durchaus ein wenig. Es gibt dazu dann genaue Analysen zu den verschiedenen Urlösungen, die Sie bei den Herstellern erfragen können.

Hier eine kleine Übersicht über die am häufigsten genutzten Mikrobenstämme in EM-Lösungen:

⇒ Lactobacillus casei
⇒ Lactobacillus plantarum
⇒ Lactobacillus acidophilus
⇒ Lactococcus lactis
⇒ Bifidobacterium animalis
⇒ Streptococcus thermophilus
⇒ Saccharomyces cerevisiae
⇒ Rhodopseudomonas palustris

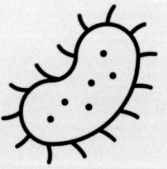
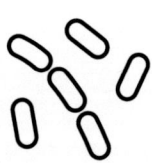
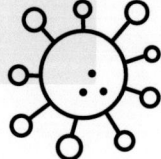

EMa (= EM aktiviert)

Wird aus EM Urlösung + Zuckerrohrmelasse + Wasser hergestellt. Alle Zutaten werden ca. sieben Tage bei Temperaturen um 35°C zusammengebracht, dabei vermehren sich die Mikroorganismen. Aktiverstes EM kann übrigens auch selbst hergestellt werden und ist anzuwenden wie das Ursprungspräparat EM. Eine genaue Anleitung dazu finden Sie auch in meinem Buch „EM für Tiere", erschienen im Crotona Verlag.
Reines EMa kann auf eigene Verantwortung auch innerlich eingenommen werden.

Helles EMa (oft im Handel auch unter EM „blond" zu finden) wird mit hellem Zucker fermentiert (z.B. Reissirup) und eignet sich wegen seiner neutralen Farbe vor allem im Haushalt bzw. zur **äußerlichen** Anwendung.

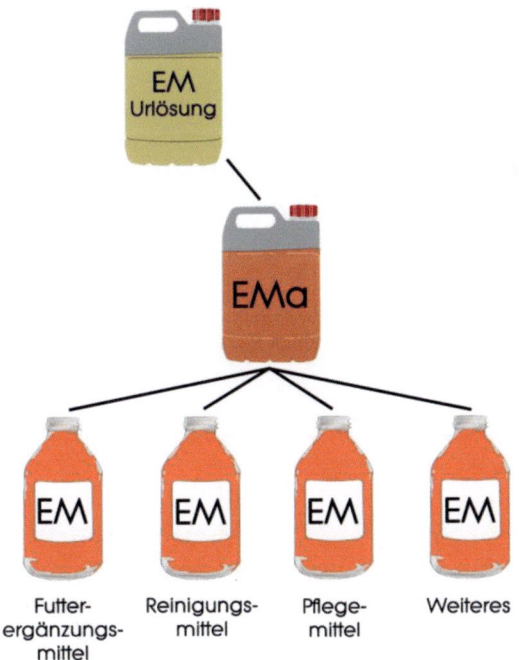

Hinweis:

EM-Urlösung und aktivierte EM-Lösungen als Basisprodukte haben in Deutschland nur eine Zulassung als Bodenhilfsstoff. Einer äußerlichen Anwendung bzw. Umgebungsanwendung steht hier also meist nichts entgegen.

Eine innerliche Gabe dieser Produkte erfolgt jedoch nur auf eigene Verantwortung.

Zwar sind die enthaltenen Mikroorganismen grundsätzlich nicht schädlich, aber man sollte sich stets die genaue Zusammensetzung des jeweiligen Produkts anschauen.

Mittlerweile gibt es jedoch zahlreiche anwendungsfertige Produkte verschiedener Hersteller, die die fleißigen Mikroben passend für Mensch oder Tier integriert haben und entsprechend deklariert sind.

Bokashi bzw. fermentierte Kräuter

Bokashi ist ein japanischer Begriff und bedeutet so viel wie „Allerlei" und es geht darum, dass man verschiedenste (also allerlei) organische Materialien fermentieren kann.

Zum einen tragen mit EM fermentierte organische Materialien als Futterzusatz zur Tiergesundheit bei. Zum anderen können organische Abfälle durch Fermentation mit Effektiven Mikroorganismen anstatt zur Fäulnis wieder in „Wertstoffe" umgewandelt werden, so zum Beispiel tierische Abfälle, Hausmüll, Kompostabfälle/Küchenabfälle und Abwässer.

Im Unterschied zu unserem Kompost wird Bokashi aber anaerob und unter Zugabe von EM fermentiert. So ist garantiert, dass viele Inhaltsstoffe erhalten bleiben und sich die Milchsäurebakterien und andere Mikroben (wenn warmgehalten) vermehren können.

Bokashi ist dabei in weitestem Sinne vergleichbar mit Silagefutter in der Landwirtschaft oder auch sauer eingelegtem Gemüse, wie z.B. Sauerkraut.
Für die Tierhaltung besonders interessant ist deshalb das Futter-Bokashi, für das zumeist Getreide und Kräuter fermentiert werden. Möglich ist aber sogar auch, z.B. eine Art Fleisch-Bokashi für Hunde herzustellen.

Während der Fermentation mit EM entstehen viele nützliche Stoffwechselprodukte wie Vitamine, Enzyme, Aminosäuren und Antioxidantien. Man bekommt also ein schmackhaftes Futterergänzungsmittel und hat gleichzeitig alle positiven Eigenschaften der Effektiven Mikroorganismen.

EM-Keramik

Besteht aus Ton, in den EM unter Luftabschluss bei bis zu 1000 Grad eingebrannt werden.
Durch das Verfahren werden die vielseitigen Eigenschaften und Informationen von EM beibehalten und weitergegeben. Die Information wird dabei durch das Einbrennen nicht geschädigt.

Den gebrannten Ton gibt es in Form von unterschiedlichen „Pipes", den sogenannten EM-Keramik-Pipes. Durch ihre Form garantieren sie den größtmöglichen Wasserkontakt. Es gibt sie in verschiedenen Arten von gebranntem Ton und diese haben auch verschiedene Farben (grau, rosa, rot).
Die beliebtesten Pipes sind die „grauen" Pipes, die sehr lange einsetzbar sind. Zu diesem Thema später auch noch mehr.

 Neben diesen Basisprodukten gibt es mittlerweile auch zahlreiche weitere Produkte und Zubereitungsformen von verschiedenen Herstellern. Man kann sich dazu von den Herstellern bera-

ten lassen und man sollte auch immer die Anwendungshinweise beachten. Es gibt dabei Produkte speziell für Menschen und speziell für
Tiere sowie für den Haushalt. Ob man nun zu den Basisprodukten oder
weiterentwickelten EM-Produkten greift, kann jeder für sich entscheiden. Hier gilt es, auch einfach einmal auszuprobieren und seine eigenen Erfahrungen zu machen.

EM und EM-Produkte sind genauso sorgsam anzuwenden wie Haus-
heilmittel. Man baut sich langsam ein Wissen durch Erfahrung, Nach-
lesen und Wissensaustausch mit anderen Anwendern auf. Dann entdeckt man immer wieder neue Aspekte und Wirkungen. EM-Technologie macht Freude, weil man eigentlich kaum etwas falsch machen
kann. Negative Wirkungen kommen bei sachgemäßer Anwendung nur
sehr selten vor.

EM Urlösung	• Basis (Mischkultur, bestehend aus Bakterienstämmen und fermentaktiven Pilzen) • enthaltene Mikroben sind noch vermehrungsfähig • Mikroben sind noch wenig aktiv
EMa	• EM Urlösung + Melasse • Enthaltene Mikroben sind nicht mehr vermehrungsfähig • Mikroben sind sehr aktiv
Futterbokashi	• Mit EM fermentierte Futtermittel (z.B. Getreide, Kräuter, etc.)
EM hell/blond	• EM Urlösung + z.B. helle Melasse oder Reissirup • Enthaltene Mikroben sind nicht mehr vermehrungsfähig • Mikroben sind sehr aktiv
EM Keramik	• EM + hochwertiger Ton werden fermentiert und so die Informationen übertragen • "energetische" Informationen, keine lebenden Mikoben

Haltbarkeit der EM-Zubereitungen

Grundsätzlich sollte man sich natürlich immer an die Angaben auf den Verpackungen halten. Dort ist ein Mindesthaltbarkeitsdatum angegeben.

Die EM Urlösung ist im Vergleich zu den aktivierten EM relativ lange haltbar und man kann von mindestens 2-3 Monaten ausgehen. Vorausgesetzt, sie wird kühl und dunkel gelagert. Außerdem sollte man darauf achten, den Behälter nicht zu verschmutzen. Die benötigte Menge EM also immer sauber abfüllen und den Behälter dann wieder fest verschließen.

Die optimale Lagerungstemperatur liegt bei etwa +/- 15°C. Unter 8°C wird es den Mikroben zu kalt und sie werden immer weniger aktiv. Umgekehrt werden sie bei hohen Temperaturen immer aktiver und so kann eine EM-Lösung dann auch schneller verderben. Idealerweise sollte die Lagerungstemperatur deshalb auch nicht weit über 21°C liegen.

EMa hat im Vergleich zur Urlösung immer eine kürzere Haltbarkeit. Wenn eine EM-Lösung kühl und luftdicht aufbewahrt wird, kann man bei EMa von einer Haltbarkeit von ungefähr zwei Wochen ausgehen. Die EMa werden dabei immer in Plastikbehälter gefüllt und nicht in Glasflaschen. Da während der Lagerung Kohlendioxid entstehen kann, muss der Behälter in der Lage sein, sich etwas ausdehnen zu können.

Die kürzere Haltbarkeit liegt zum einen daran, dass die Mikroorgansimen nach der Fermentierung zu EMa eben erst so richtig aktiv werden und deshalb viel Energie verbrauchen. Diese Energie ziehen sie aus der Zuckerrohrmelasse, die in EMa enthalten ist. Zum anderen beginnen die aktivierten EM nach 8 Tagen langsam abzusterben, da bei der Vermehrung zu EMa keine 100% Vergesellschaftung der unterschiedlichen Mikroben erreicht werden kann. Nach zwei Wochen beginnt die Lösung dann meist unangenehm zu riechen (normalerweise ist der Geruch säuerlich-aromatisch) und sollte entsorgt werden, wenn sie nicht vorher verbraucht werden konnte.

Ob ein EM-Produkt noch verwendbar ist oder nicht, kann daher nicht nur am Mindesthaltbarkeitsdatum ausgemacht werden, sondern wirklich auch mit der Nase. Eine „gekippte" EM-Lösung wird man auf jeden Fall am Geruch erkennen.

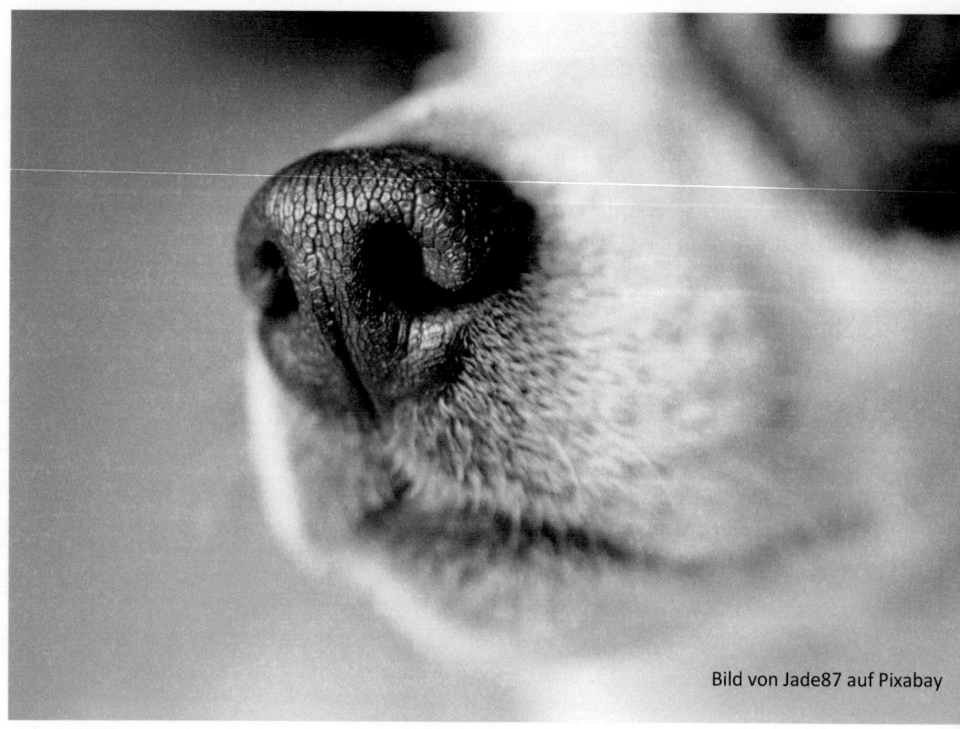

Bild von Jade87 auf Pixabay

Die Sache mit dem Wasser

Wasser ist eine chemische Verbindung aus den Elementen Sauerstoff und Wasserstoff. Die Bezeichnung Wasser wird besonders für den flüssigen Aggregatzustand verwendet. Im gefrorenen Zustand ist es fest und wird dann Eis genannt. Wasser kann jedoch auch gasförmig sein (Wasserdampf bzw. Dampf).

Der Körper von Mensch und Tier besteht zu mehr als 70% aus Wasser. Wasser ist noch wichtiger als Nahrung, denn ohne Wasser stirbt ein Mensch in 2 bis 3 Tagen, ohne Nahrung erst nach Wochen. Ebenso ist es bei unseren Hunden. Eine ausreichende Wasseraufnahme ist also unverzichtbar, da der Körper von Menschen und den meisten Tieren Wasser nicht auf Vorrat speichern kann.

Die Qualität von Wasser kann sich dabei sehr unterscheiden. Ein erwiesenermaßen gesundes Wasser unterscheidet sich physikalisch von normalem Wasser dadurch, dass Heilwasser besonders fein strukturiert ist. Es kann ohne besondere Schwierigkeiten in die Körperzellen ein- und auswandern. Dabei bringt das Wasser wichtige Stoffe in die Zellen und transportiert im Gegenzug Abfallprodukte aus den Körperzellen.

Vielleicht haben Sie beim Thema Wasser jedoch auch schon einmal beobachtet, dass Hunde lieber aus einer abgestandenen Pfütze ihr Wasser aufnehmen als aus dem sauberen Wassernapf Zuhause, der mit frischem Leitungswasser gefüllt ist?

Regenwasser hat im Gegensatz zu Leitungswasser einen basischen pH-Wert und es ist kein Chlor enthalten. Zum einen riecht das für den Hund angenehmer und das Wasser schmeckt zudem weicher. Allerdings können im Wasser draußen natürlich auch Gefahren lauern. So kann es nach langem Stehen oder durch Verunreinigung verkeimen. Außerdem können auch giftige Stoffe z.B. durch Autos ins Wasser gelangt sein.

Es besteht dann die Gefahr, dass der Hund durch das Trinken aus Pfützen krank wird (z.B. Magen-Darm-Erkrankungen).

Deshalb sollten wir den Hunden das Wasser im heimischen Napf so schmackhaft, wie möglich machen.

Trinkwasser kann dazu strukturell und energetisch optimiert werden, indem in Keramik gebrannte EM (EM-Pipes) in die Wassernäpfe unserer Haustiere gelegt werden. Dies kann sich positiv auswirken, da Wasser während des langen Transportweges vom Wasserwerk in die Haushalte an positiver Energie verlieren, weil sich die natürliche Form der zusammenhängenden Wassermoleküle (Cluster) ändert. Als Wassercluster bezeichnet man instabile, kurzlebige Verkettungen von Wassermolekülen zu größeren Molekülverbänden.
Durch EM wird die ursprüngliche Kettenform der Moleküle im Wasser wieder hergestellt und somit für die Körperzellen nutzbar gemacht.

Besonders gut eignen sich dazu die grauen EM-Keramik-Pipes. Diese werden bei einer Brenntemperatur von ca. 1200-1300 Grad hergestellt. Die Pipes sollen eine Aufspaltung der großen Wassercluster bewirken, denn je kleiner die Cluster sind, desto energiereicher wird das Wasser.
Einmal im Monat kann man die Pipes mit kochendem Wasser reinigen, dann sind sie fast unbegrenzt haltbar.

Eine weitere Möglichkeit sind die rosafarbenen Pipes. Sie werden bei „nur" ca. 800-900 Grad gebrannt und sind deshalb poröser. Das ermöglicht, im Gegensatz zu den grauen Pipes, mehr Schwebestoffe aus dem Wasser zu filtern. Deshalb empfiehlt es sich durchaus, diese alle 6 Monate auszuwechseln.

Nun mag es vielleicht etwas merkwürdig klingen, dass die Pipes im Wasser wirken, denn bei diesen hohen Temperaturen können die eingebrannten EM ja nicht mehr leben. In der Tat geht es bei der Keramik auch nur um die Informationen, die die EM hinterlassen. Ich gebe zu, dass dies etwas „esoterisch" klingt und auch nicht wissenschaftlich bewiesen ist. Allerdings kann ich aus eigener Erfahrung sagen, dass mir Wasser mit EM-Keramik wirklich einfach besser schmeckt und ich mich gut damit fühle.

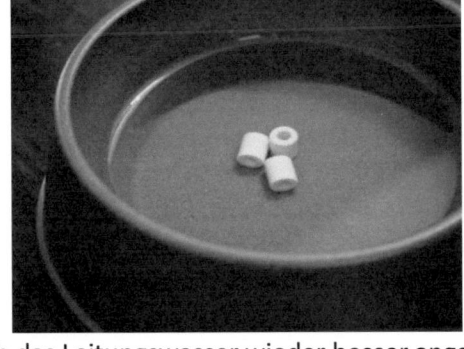

Bei Hunden ist zu beobachten, dass eben plötzlich auch das Leitungswasser wieder besser angenommen wird und in vielen Fällen dadurch auch die Trinkmenge gesteigert wird.

Ob man nun daran glauben möchte oder nicht, bleibt jedem selbst überlassen bzw. man kann es einfach ausprobieren und dann entscheiden.

Damit die Pipes im Wassernapf nicht versehentlich verschluckt werden, kann man diese an einer Schnur aufreihen und zusammenbinden (bei der Schnur bitte nur unbehandelte und ungefärbte Materialien wählen).

Eine Alternative können Wassernäpfe komplett aus EM-Keramik sein, die es mittlerweile ebenfalls im Fachhandel zu kaufen gibt. Ebenso bietet der Fachhandel zum Teil auch einfach größere Keramikringe an, die genauso wie die kleineren Varianten nur ins Wasser gelegt werden müssen.

⇒ **Mein Tipp: Wer sich für die kleinen Pipes entscheidet sollte ungefähr 10-12 Stück davon auf einen Liter Wasser rechnen.**

Einmal im Monat dann die Pipes mit kochendem Wasser reinigen und dann wiederverwenden.

Mikroorganismen als Futterzusatz für Hunde

Neben Reinigungsfunktionen, zu denen wir später kommen, ist eine der häufigsten Anwendungsmöglichkeiten der EM die Innerliche.

Die Verdauung wird im Darm von vielen Millionen Nervenzellen gesteuert, und zwar vom Kopfdarm bis zum Enddarm. Es ist ein autonomes Nervensystem und ähnelt dabei dem ZNS (Zentralen Nervensystem). Manche bezeichnen dieses Nervensystem auch als „Bauchhirn". Nahrung wird darüber analysiert, der Transport des Futters angeregt, die Verdauungssekrete und die Hormone werden kontrolliert, schädliche Bakterien abgewehrt, erwünschte Mikroben gefördert und es können Alarmsignale an das Gehirn geschickt werden.

Die Nervenzellen des "Bauchhirns" können jedoch auch über bestimmte Faktoren gestört werden. Neben Medikamenten wie Antibiotika oder Wurmkuren, sind solche Faktoren unter anderem falsche Fütterung, ein Mangel an lebenden erwünschten Mikroben, Stress, mangelnder Auslauf und Bewegung und vieles mehr. Diese Störungen sind dann oft die Ursache für Erkrankungen des Magen-Darm-Traktes und aller möglichen Folgeerkrankungen.

EM können dann auf verschiedene Weise als Futterzusatz für Hunde sehr nützlich sein. Sowohl vorbeugend und zur Steigerung des Wohlbefindens als auch zur Unterstützung im Krankheitsfall.

Zunächst einmal muss darauf hingewiesen werden, dass es verschiedene Darreichungsformen und Produkte mit EM gibt. Sie beruhen zwar alle auf dem gleichen Prinzip, werden aber entsprechend angepasst, je nachdem, welchen Zweck die Produkte erfüllen sollen. In erster Linie sollte man sich von daher bezüglich der Anwendung und der Dosierung die Hinweise der Hersteller auf den Verpackungen ansehen und sich zumindest ungefähr daran halten.

Meist sind es aber natürlich auch nur Empfehlungen, die man individuell anpassen kann und muss.

Vor allem für Einsteiger ist es sinnvoll, Produkte speziell für Tiere zu wählen (hier kann man sicher sein, dass nur Zutaten enthalten sind, die für die jeweilige Tierart sinnvoll und zugelassen sind) und sich dann an die Dosierungsanweisungen zu halten.

Normalerweise wird auch bei den anwendungsfertigen Produkten immer empfohlen, sich langsam an die Höchstmenge heranzuarbeiten, damit sich die Verdauung an den neuen Futterzusatz gewöhnen kann. Ich möchte diese Empfehlung auf jeden Fall bestätigen.

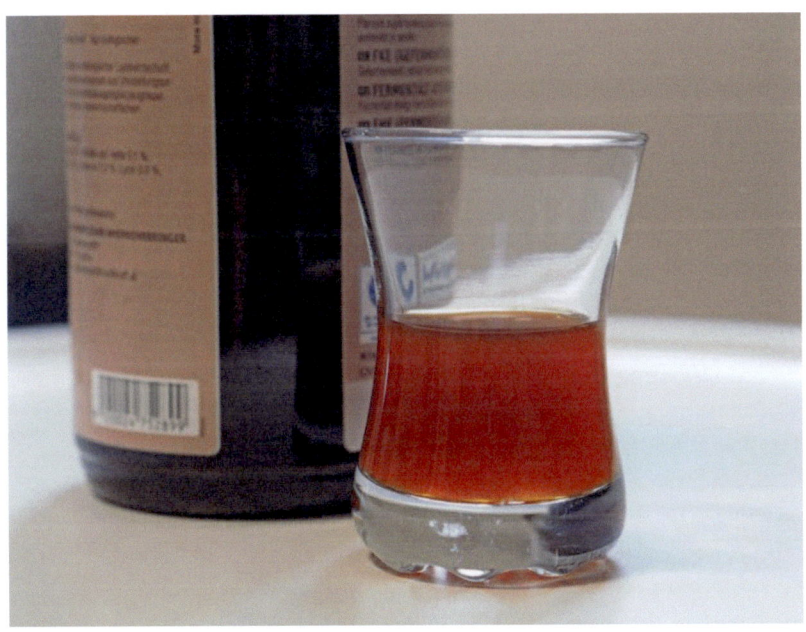

Flüssige EM

Wählt man jedoch ein Basisprodukt, wie die EM Urlösung oder auch das EM aktiviert, dann möchte ich an dieser Stelle nochmals darauf hinweisen, dass dies auf eigenes Risiko geschieht. Die Urlösung und EMa haben eine Zulassung als Bodenhilfsstoff, weshalb beides nicht als Futterzusatz angeboten wird. Allerdings besteht die Urlösung (ebenso wie das EMa) im Normalfall nur aus den weiter vorne im Buch genannten Zutaten, die also prinzipiell nicht schädlich sind. Wer sich bezüglich der Inhaltsstoffe der jeweiligen Marke unsicher ist, sollte sich entsprechend beraten lassen oder greift gleich zu einem anwendungsfertigen Produkt, dass für Hunde gekennzeichnet ist.

Möchte man also flüssige EM-Lösungen anwenden, so kann man sich zunächst folgende Faustregeln halten.

! ⇒ **Mein Tipp: Hunde bis 20kg Körpergewicht können am Tag beispielsweise bis zu einem Teelöffel pro 5kg Körpergewicht erhalten. Mit kleineren Mengen beginnen und dann auf die höchstmögliche Dosis steigern.**

An dieser Stelle soll zudem auch noch einmal der Unterschied zwischen der Urlösung und den aktivierten EMa klarer gemacht werden.

Die EM Urlösung ist an sich schon anwendbar. Allerdings sind in ihr die EM dabei noch sehr träge, ein bisschen wie im Winterschlaf. Sie sind also weniger "aktiv" und vermehren sich auch nicht großartig, da ihnen dazu die Energie fehlt.

Beim Ansetzen von EMa kommt dann Melasse ins Spiel. Es wird also die fehlende Energie dazugegeben, die EM werden aktiv und der Stoffwechsel ist ebenfalls voll eingeschaltet.
Die Melasse ist also quasi das Futter für die EM, woraus sie die Energie gewinnen. Dadurch sind sie sehr aktiv und vermehren sich rasant. Aus der Urlösung kann ich also durch die Vermehrung eine sehr aktive EM-Lösung herstellen, wenn ich möchte. Besonders, wenn man große

Mengen benötigt, eine günstige Alternative (solange man das selbst macht), da man aus der Urlösung immer wieder nachproduzieren kann.

Der Nachteil ist auf der anderen Seite die schnellere Verderblichkeit der EMa. Ist die Melasse, also das Futter, verbraucht, sterben die aktiven Mikroorganismen schnell ab und die Lösung kann auch irgendwann „kippen". Der aromatisch säuerliche Geruch der EM-Lösung fängt dann an, sich in fürchterliches Stinken zu wandeln. Für jeden Anwender das untrügliche Zeichen, dass die Lösung nicht mehr zu gebrauchen ist.

Man sollte vorher also immer überlegen, welche Mengen man ungefähr benötigt.

Bei empfindlichen Patienten kann es aber gerade deshalb sogar sinnvoll sein, zunächst mit den EM der Urlösung zu beginnen und später zu den aktivierten EM überzugehen. In allen anderen Fällen starte ich lieber gleich mit den EMa und schleiche diese in langsam steigernden Mengen ein.

Auch bei der Anwendung von Urlösung oder EMa gilt übrigens: Langsam anfangen! Niemals sollte man sofort mit den Höchstmengen starten, sondern man sollte sich immer langsam herantasten. Zu Beginn können das vielleicht auch nur ein paar Tropfen sein, die man verabreicht. Bewährt hat sich auf jeden Fall eine Eingewöhnungszeit von mindestens 5 Tagen.

Jedes Tier ist anders und auch die Gründe, für den Einsatz der EM können variieren. Entsprechend sollten die Dosierungen auch immer individuell angepasst sein. Das Tier sollte zudem genau beobachtet werden. Bei ungewünschten Reaktionen (so kann es beispielsweise am Anfang der Einnahme manchmal zu weichem Stuhlgang bis hin zu leichtem Durchfall kommen) wird die Dosierung heruntergefahren oder man startet nach einer Pause nochmal neu.

Die Effektiven Mikroorganismen haben viele großartige und nützliche Eigenschaften und können bei den unterschiedlichsten Problemen eingesetzt werden. Gerade bei Erkrankungen der Haut oder des Verdauungstraktes, sowie zur Umgebungsreinigung haben sich die fleißigen Mikroben in der Tierhaltung schon unzählige Male bewährt. Allerdings heißt das nicht, dass jedes Tier die EM bedingungslos verträgt. Sollten unerwünschte Reaktionen länger bestehen oder gar Unverträglichkeiten auftreten, ist vom Einsatz der EM abzusehen und auf andere Behandlungsmöglichkeiten umzusteigen.

Bokashi

Wir haben schon besprochen, dass Bokashi im Prinzip nichts anderes ist als fermentiertes, organisches Material. Ähnlich wie beim Kompostieren finden bestimmte Umbauprozesse dieser Materialien statt und etwas „Neues" entsteht. Verwendet werden können prinzipiell alle möglichen Materialien von Garten- oder Küchenabfällen (für den Garten), bis hin zu Getreide oder sogar Fleisch (als Futtermittel). So kann also auch selbst ein gesundes Getreide- oder Fleischbokashi für Tiere hergestellt werden.   Andernfalls gibt es natürlich schon zahlreiche Futterbokashi Fertigprodukte.

! ⇒ **Mein Tipp: Hunde bis 20kg Körpergewicht können pro Tag ca. 1 Teelöffel pro 5kg Körpergewicht zugefüttert bekommen. Ab 20kg Körpergewicht sind es bis zu 4 Teelöffel pro 5kg Körpergewicht.**

Vor allem für Einsteiger bietet sich, neben der passenden Literatur, unbedingt auch die Unterstützung durch einen, auf dem Gebiet der EM versierten, Tierheilpraktiker oder Tierarzt an. Auch EM-Berater oder die verschiedenen Hersteller der Produkte können angesprochen und um Rat gefragt werden.

Überleben die EM die Magensäure?

Natürlich wird generell immer ein Teil an Mikroorganismen durch den niedrigen pH-Wert im Magen abgetötet. Das ist auch grundsätzlich richtig so, denn die Magensäure hat ja die Aufgabe den Magen zu schützen und muss im Stande sein, auch negative Mikroorganismen (wie Bakterien) zu eliminieren. Da die EM von Haus aus jedoch in einem sauren Milieu leben, fühlen sie sich in einer sauren Umgebung durchaus auch ganz wohl. Sie können auch extremere Umgebungen ganz gut tolerieren, ohne dabei gleich „kaputt" zu gehen.

Im Magen können übrigens recht unterschiedliche pH-Werte gemessen werden. Gerade nach einer Mahlzeit sinkt der pH-Wert bei Hunden im Schnitt auf 2-3 ab. Wenn aber gerade nicht verdaut wird, dann steigt der Wert wiederum an, weil er ja nichts verdauen muss.

Hat man also das Gefühl, dass beim eigenen Hund die EM nicht so anschlagen, wie man es gerne hätte, dann kann man hier auch einfach mal bei der zeitlichen Gabe tricksen und Futterergänzungen mit EM zum Beispiel 30-60 Minuten vor den Mahlzeiten verabreichen, anstatt sie direkt zum Futter dazuzugeben.

pH-Werte bei der Verdauung (nach Meyer/Zentek, „Ernährung des Hundes")

- pH-Wert des Magens zwischen den Mahlzeiten kann bei durchschnittlich 6 liegen.
- Nach der Futteraufnahme (infolge der Salzsäurebildung) sinkt der Wert auf ca. 2-3.
- Im Anfangsteil des Zwölffingerdarms liegen die Werte um 6-6,5, da das alkalische Pankreassekret neutralisierend wirkt.
- Im Dünndarmbereich steigt der pH-Wert oft noch auf im Durchschnitt 7.
- Der physiologische pH-Wert des Kotes kann dann mit 6-7 angegeben werden.

Der Hundehaushalt - Alles sauber mit EM?!

In einem Haushalt mit Hunden ist es nie wirklich sauber. Aber diesen Anspruch haben wir ja auch gar nicht, oder?! Haare, Dreck und andere Mitbringsel vom Spaziergang, der Geruch nach nassem Fell, wenn es regnet... all das begleitet uns, wenn wir vierbeinige Mitbewohner haben, und es ist in gewissem Maß in Ordnung.

Allerdings sind dadurch natürlich auch die Anforderungen an den Hygieneplan etwas anders als in einem Haushalt ohne Tiere.

Wir müssen verschiedene Ansprüche und Faktoren in Einklang bringen. Zum einen möchten wir, dass Dreck und pathogene (potenziell krankmachende) Keime vernichtet werden, zum anderen möchten wir verhindern, dass sich schnell wieder neue Keime ansiedeln, die wir eigentlich nicht gebrauchen können. Außerdem sollten die benutzten Putzuntensilien gut für die Umwelt und vor allem nicht schädlich für den Hund sein.

Viele Putzmittel und Desinfektionsmittel enthalten jedoch etliche Inhaltsstoffe, die für unsere Gesundheit und auch die Umwelt sehr belastend sind.
Vor allem, wenn es um die Flächendesinfektion geht, haben wir zudem das Problem, dass viele pathogene Keime sogar schon resistent geworden sind. Die durch chemische Desinfektionsmittel gereinigten und somit schutzlosen Oberflächen bieten dann wieder die perfekte Angriffsfläche für neue, krankmachende Keime, um sich dort schnellstmöglich anzusiedeln.

Aber wie zuvor schon überlegt, kommen wir in einem Alltag mit Tieren ja nun nicht vollständig ohne hygienische Maßnahmen aus.
Eine tolle Alternative zu chemischen Reinigern, die zudem gut für die Umwelt, uns selbst und unsere Tiere sind, sind die Effektiven Mikroorganismen.

Wenn wir Oberflächen einfach mit heißem Wasser und etwas Seife reinigen, dann haben wir im Anschluss die Möglichkeit die EM auf diesen Oberflächen beispielsweise mittels spezieller EM-Reiniger aufzubringen.

! **⇒ Mein Tipp: ca. 20ml EM-Reiniger oder EMa auf 1 L Wasser.**

Dadurch haben nützliche Mikroben die Chance, die gereinigten Flächen zu besiedeln und pathogene Keime haben im Gegenzug einfach keinen Platz mehr.
So können wir zum Beispiel Oberflächen in der Küche, Böden und vieles mehr umweltschonend reinigen.

Spezielle Umgebungssprays mit EM haben zudem noch einen ganz entscheidenden Vorteil: Sie können auch in den Bereichen genutzt werden, die man generell nur schlecht oder selten waschen kann. Spontan zu nennen wäre da z.B. das Hundekörbchen, die Liegedecke oder das Hundespielzeug. Die aktiven Mikroben können schlechte Gerüche neutralisieren und unerwünschte Bakterien verdrängen.

Hierbei werden normalerweise die hellen/blonden Varianten der EM genutzt, damit es auf den Textilien keine Flecken gibt.

So hält die Natur eigentlich alles bereit, um uns einen gesunden Lebensraum im Haus und bei der Tierhaltung zu ermöglichen.
Genutzt wird ganz einfach das Dominanzprinzip, indem wir erwünschte Mikroorganismen vermehren, um dadurch krankmachende Mikroben zu verdrängen.

Das Dominanzprinzip

Prof. Teruo Higa teilt die Gemeinschaft aller Mikroorganismen in drei Gruppen ein. Auf diese Weise lässt sich auch das Wirkprinzip der effektiven Mikroorganismen besonders gut veranschaulichen.
Es gibt

- Aufbauende Mikroorganismen, die ein positives Milieu erzeugen
- Pathogene Mikroorganismen (auch die fäulniserregenden Mikroben zählen hier dazu), die ein negatives Milieu erzeugen
- Neutrale Mikroorganismen (Opportunisten, hier auch als „Mitläufer" bezeichnet), die sich je nach Milieu sowohl positiv als auch negativ verhalten können.

Verdeutlicht wird dies am Modell der „Wippe":

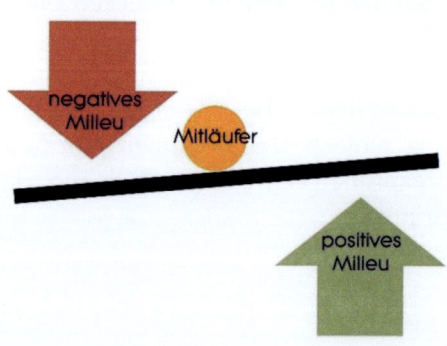

Auf der ersten Wippe sind die negativen Mikroben stärker als die Positiven und das Milieu somit negativ. Sie haben die Mitläufer auf ihre Seite gezogen, sind nun in der Überzahl und können deshalb unsere Wippe nach unten drücken.

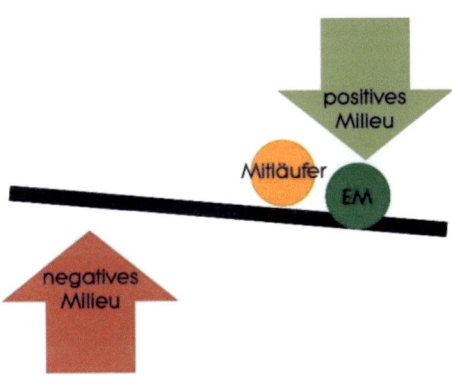

Auf der zweiten Wippe sind die aufbauenden Mikroben stärker als die Negativen und das Milieu entsprechend positiv. Sie haben mit Hilfe der EM die Mitläufer auf ihre Seite gezogen, sind nun in der Überzahl und können deshalb unsere Wippe nach unten drücken, weil sie stärker sind.

Es gibt auch noch das „neutralen Milieu". Hierbei sind sowohl die positiven als auch die negativen Mikroorganismen in einem ausgewogenen Verhältnis. Da keine Gruppe dominiert, können auch die Mitläufer nicht beeinflusst werden. Dieser Zustand ist in der Natur jedoch nur extrem selten und kommt, wenn, dann nur kurzzeitig vor. Meist verändert sich danach das Milieu entweder zum Positiven oder zum Negativen.

Mikroben für gesunde Haut und glänzendes Fell

Die Haut ist das größte und vielseitigste Organ eines menschlichen und tierischen Organismus und besteht insgesamt aus drei Schichten: Oberhaut (Epidermis), Lederhaut (Dermis, Corium) und Unterhaut (Subkutis, Fettgewebe).

Da die Haut ein besonders wichtiges Organ ist, wollen wir sie in ihrer Gesamtheit betrachten.

Aufbau der Haut

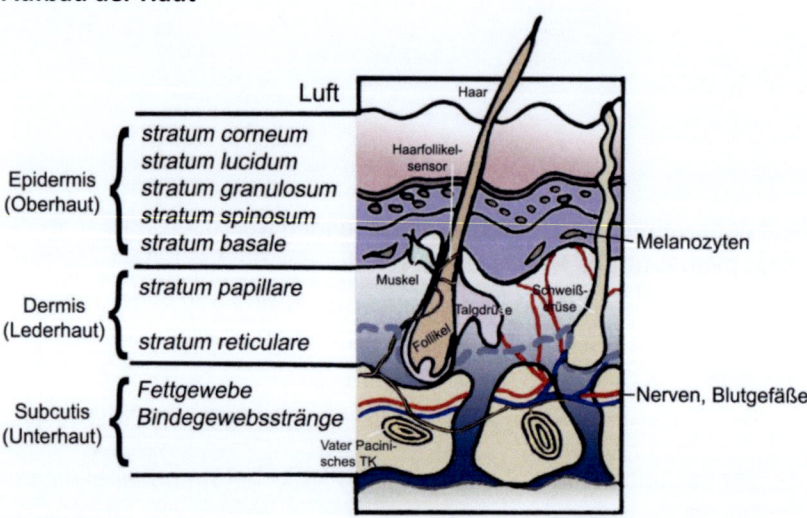

Die Oberhaut, Epidermis, besteht aus einem mehrschichtigen Plattenepithel. Die Epidermis teilt sich auch wiederum in Hornschicht, Stachelzellen- und Keimschicht auf, wobei die Keimschicht fortwährend neue Zellen bildet.

Als Epidermisgebilde bezeichnet man z.B. Hufe und Krallen, die in einem Verhornungsprozess entstehen. Sie weisen die gleichen Schichten auf wie die sonstige Haut. Die Epidermisgebilde sind in der Regel Schutzorgane.

Die Lederhaut (Dermis/Corium) besteht aus Bindegewebe, das reich an Blutgefäßen, Lymphgefäßen, Nerven und Fasern ist. Sie setzt sich zum einen aus der Papillarschicht und zum anderen aus der Netzschicht zusammen.

In der Lederhaut erfolgt der Blut- und Säfteaustausch über die weitverzweigten Blutgefäße und Lymphgefäße. Außerdem befinden sich hier viel Makrophagen, Leukozyten und Plasmazellen, die von großer Bedeutung für die Abwehrfunktionen der Haut sind!

Auch die Haare sind ein Bestandteil der Dermis und bieten dem Hund vor allem Schutz gegen Kälte und Hitze. Übrigens hat jedes Tier, je nach Körperregion, verschiedene Arten von Haar.

Außerdem befinden sich in dieser Hautschicht Drüsen. Unterschieden werden hier vor allem die Schweißdrüsen und die Duftdrüsen. Wobei Hunde allerdings kaum Schweißdrüsen besitzen. Die wenigen die vorhanden sind, kommen hauptsächlich an den Pfoten vor.

Die Unterhaut (Subcutis) befindet sich unter der Lederhaut und besteht aus einer Art Geflecht aus kollagenen Bindegewebsbündeln. In diesem Bindegewebe sind Fettzellen eingelagert und es befestigt die Haut an dem Gewebe, der Muskelhaut und dem Muskelgewebe darunter.
Das Unterhautfettgewebe dient als Schutz gegen Wärmeverlust, zur Ernährung und auch als Abdämmung.

Die Haut erfüllt dabei viele wichtige Aufgaben. Zuallererst übt sie eine Schutzfunktion gegen chemische, mechanische und bakterielle Reize. Je nach Beanspruchung kann sie die verschiedensten Formen annehmen: z.B. Krallen, Nägel, Hufe, Hörner, Federn und Haare.

Außerdem fungiert die Haut als größtes Sinnesorgan über welches unter anderem Schmerz, Temperatur und Berührung wahrgenommen wird.

Durch ihre Schweiß- und Talgdrüsen ist die Haut ein wichtiges Ausscheidungsorgan. Stoffwechselprodukte wie Salze, Fette, Harn- oder Kohlensäure werden durch die Haut aus dem Körper ausgeschieden. Auf der anderen Seite speichert die Haut aber auch Fette, Mineralstoffe, Vitamine, Flüssigkeit und Blut und ist deshalb genauso auch ein Speicherorgan!

Auch hilft die Haut, die Wärme des Körpers zu regulieren. So gibt sie bei Hitze Flüssigkeit ab, die dann verdunstet und kühlt. Dies spielt beim Hund nur eine sehr untergeordnete Rolle (wie auch bei den meisten anderen Tieren) da sie kaum Schweißdrüsen besitzen (lediglich an den Pfoten). Bei Kälte wiederum richten sich die Haare auf, die Durchblutung wird angeregt und die Talgdrüsen regelrecht „ausgequetscht". Auf diese Weise übernimmt die Haut eine wichtige Funktion als Temperaturregulator!

Durch ihren Bestandteil an Zellen, die immunologisch fungieren, gewährleistet die Haut, wie bereits erwähnt, eine Abwehr gegen Reize aus der Umwelt, Bakterien und Viren, Allergene und Pilze.

Aber über die Haut können auch Stoffe ins Körperinnere transportiert werden. Diesen Vorgang nennt man Resorption. Die Ventilation dagegen, die durch die Poren stattfindet, bezeichnet man als Hautatmung.

Um die empfindliche Hautflora von Hunden nicht zu zerstören, sollten sie grundsätzlich nicht zu oft gebadet werden. Der natürliche Säureschutzmantel könnte sonst leicht zerstört werden.
Manchmal ist ein Bad jedoch unumgänglich. Das kann zum Beispiel sein, wenn sich der Hund auf dem Gassigang mit Wildhinterlassenschaften „parfümiert" oder vielleicht in der Matschgrube gewälzt hat. Zum anderen können auch Hautprobleme ein spezielles Bad erfordern.

Grundsätzlich hat sich die Anwendung von den EM als Fellpflege in meinem Alltag mit Tieren sehr bewährt. Dazu kann man die Urlösung, das EMa, EM hell/blond (eine besondere, helle Variante der EM, die sich jedoch vor allem für die äußere Anwendung eignet) oder schon speziell angefertigte Fellpflegesprays mit EM wählen. Die Basisprodukte, aber oft auch die speziellen Fellpflegezubereitungen, werden meist noch mit Wasser verdünnt und in eine Sprühflasche gegeben. Hierzu auch immer die Anweisungen auf dem jeweiligen Produkt beachten.

⇒ Mein Tipp: 3-5 ml helles/blondes EM auf 100ml Wasser.

Auf diese Weise können sie auf das Fell aufgesprüht und anschließend auch in die Haut einmassiert werden. Oder man verwendet spezielle EM-Fellpflegesprays, die es schon zahlreich im Fachhandel gibt.

Fertige Fellpflegesprays haben dann oft noch ein paar wohlriechende und pflegende Kräuter zugesetzt, was sich aber durchaus auch mal im Preis niederschlagen kann.

Die Effektiven Mikroorganismen wirken bei der Anwendung auf der Haut und im Fell genauso, wie überall sonst auch.
Wir machen uns den Effekt zunutze, dass sie das natürliche Hautmilieu beeinflussen können, indem die erwünschte Flora positiv unterstützt wird und die unerwünschten oder vielleicht sogar krankmachenden Mikroben verdrängt werden.
Die Verdrängung von negativen Organismen auf der Haut wirkt sich zudem positiv auf den Geruch aus. Schlechte Gerüche werden durch die EM praktisch neutralisiert.
Im Gegensatz zu einem Seifenbad werden aber das natürliche Milieu und die Mikroflora nicht beschädigt. Dadurch trocknet die Haut nicht aus und der leicht säuerliche Eigengeruch der EM wirkt auch für Tiernasen nicht unangenehm und verfliegt sowieso meist recht schnell.

Neben dem Effekt, dass es bisweilen unangenehmen Tiergeruch neutralisiert und die Hautflora positiv beeinflusst, kann die regelmäßige Anwendung von EM auf der Haut auch Hauterkrankungen vorbeugen.

Hunde, die mit diesen nützlichen Mikroben gepflegt werden, sind weniger anfällig für Hautpilzerkrankungen, Parasiten oder entzündliche Hauterkrankungen, die durch Bakterien verursacht werden.

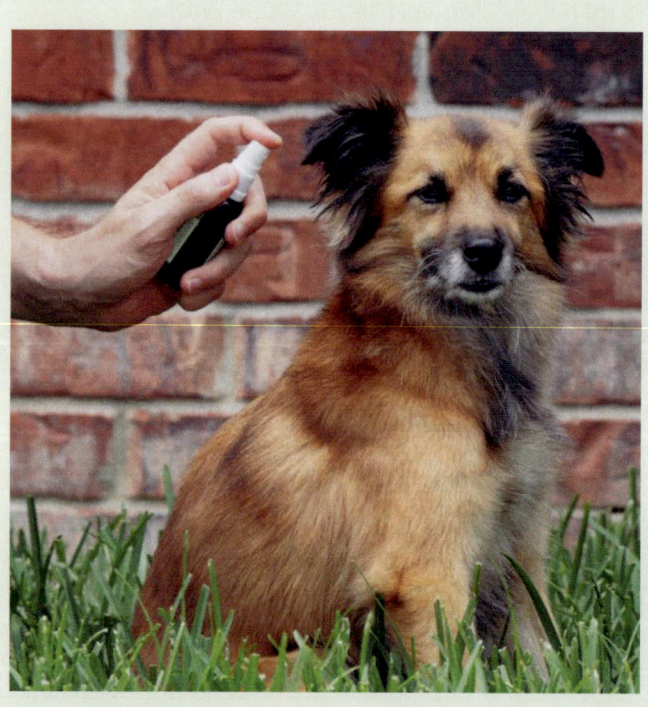

Zeckenfrei dank EM?

Im vorangegangenen Kapitel haben wir besprochen, dass eine regelmäßige Fellpflege mit den Effektiven Mikroorganismen auch Parasiten vorbeugen kann.

Werden EM dem Hund innerlich und äußerlich verabreicht wird zum einen der Organismus von Innen gestärkt, weil ein gesundes und intaktes Mikrobiom im Darm damit unterstützt wird. Äußerlich sorgt es für eine starke und ausgeglichene Hautflora, sodass die Haut weniger anfällig ist.

Wir verstehen, dass die EM eigentlich „nur" den Organismus des Hundes in seiner eigenen Abwehrkraft unterstützt, sodass dieser seine Selbstheilungskräfte in vollem Umfang nutzen kann.

Nun ist es so, dass wir häufig beobachten können, dass Hunde, die eine besonders gute Abwehrlage und einen hervorragenden Gesundheitszustand haben, auch meist seltener von Parasiten, wie Zecken, befallen werden. Manchmal ist es ansonsten der ganz individuelle Körpergeruch, der den einen Hund für Zecken attraktiver macht als für den anderen.

Grundsätzlich ist leider auch zu sagen, dass es beim Thema Zecken kein Patentrezept gibt und man immer individuell ausprobieren muss, welche Prophylaxe bei welchem Hund wirklich hilft. Und egal, welchen Zeckenschutz wir verwenden, das tägliche Absuchen nach diesen Parasiten sollte zur Routine gehören.

Wer keine chemischen Repellents verwenden möchte (dies kann unterschiedliche Gründe haben, wie z.B. eine Allergie), der muss nach anderen Lösungen suchen.

Als Basis nehmen wir dazu eine ausgewogene und artgerechte Fütterung, die im Idealfall mit EM-Produkten aufgewertet wird.

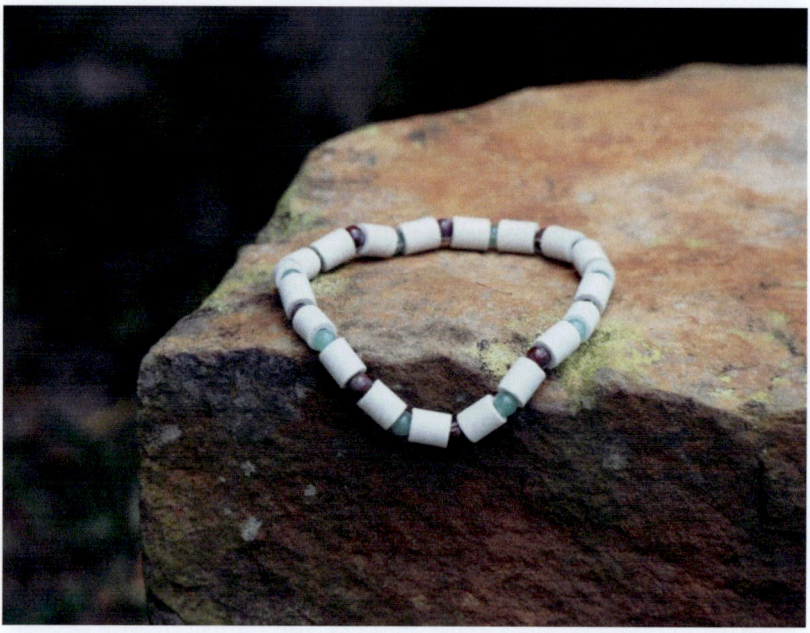

Weitere Futterergänzungsmittel für Hunde, die sich schon zur Zecken-prophylaxe bewährt haben, sind: Bierhefe, Schwarzkümmelöl, Zist-rose oder Knoblauch (hier bitte unbedingt an die korrekte Dosierung für den jeweiligen Hund halten und auf keinen Fall zu viel verfüttern).

Äußerlich gibt es neben der regelmäßigen Pflege mit EM auch die Möglichkeit biologische Spot-On's zu verwenden, die häufig mit In-haltsstoffen wie Neem oder Decansäure aus Kokosöl den Zecken den Kampf ansagen.

Außerdem nutzen viele Hundehalter mittlerweile zusätzlich spezielle Hundehalsbänder, in die EM-Keramik-Pipes eingearbeitet wurden. Warum genau diese bei so vielen Hunden so toll wirken, kann wissen-schaftlich nicht bewiesen werden.

Wir haben gelernt, dass in der EM-Keramik nur noch die Informationen der Mikroorganismen eingebrannt sind. Trotzdem kann die energetische Schwingung einen solch positiven Einfluss auf den Organismus des Hundes haben, dass dies bewirkt, dass die Zecken nicht andocken wollen.

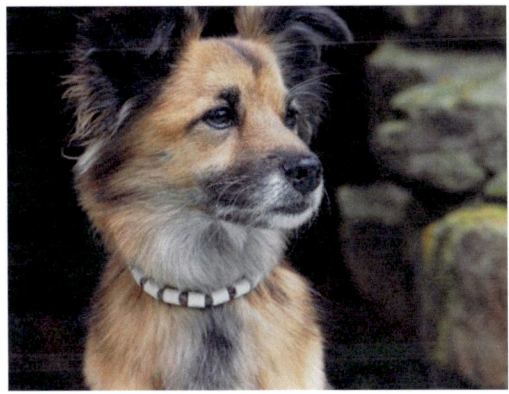

Da die EM-Halsbänder keine Nebenwirkungen haben, ist es zumindest einen Versuch wert, diese in die Zeckenprophylaxe mit einzubeziehen. Im schlechtesten Fall helfen sie nicht und sind nur ein modisches Accessoire. Im besten Fall aber können wir unseren Hunden damit helfen, weniger von den lästigen und teilweise eben auch gefährlichen (da Krankheitsübertragung möglich) Krabbeltieren zu schützen.

EM-Halsbänder kann man sich selbst basteln oder über diverse Shops maßangefertigt erhalten.

Einmal im Monat sollte man das Halsband bzw. die Pipes mit kochendem Wasser reinigen und trocknen lassen und dann kann das Halsband praktisch zeitlich unbegrenzt verwendet werden.

Effektive Mikroorganismen für Hunde im Krankheitsfall

In erster Linie geht es beim Einsatz von EM bei unseren Hunden natürlich darum, Erkrankungen vorzubeugen. EM stärken die Darmflora und die Hautflora und unterstützen somit auch das eigene Abwehrsystem des Körpers. Im besten Falle also schützen wir unsere vierbeinigen Lieblinge dank dieser Unterstützung in Kombination mit artgerechter Haltung und Fütterung vor körperlichen Problemen.

Trotzdem lassen sich Erkrankungen nicht immer vermeiden und es kann notwendig werden, problembezogen zu helfen.

Wichtiger Hinweis vorab!

An erster Stelle steht dabei selbstverständlich immer die exakte Diagnose, die von einem erfahrenen Tierarzt oder Tierheilpraktiker gestellt werden sollte.
Die Abklärung, um welche Erkrankung es sich bei den jeweiligen Symptomen genau handelt und welche Ursachen dahinterstecken können ist ein ganz wichtiger Schritt dabei, eine Erkrankung wirklich grundlegend heilen zu können und nicht nur die Symptome zu bekämpfen.

Wenn alle diese Punkte geklärt sind, wird ein passender Therapieplan aufgestellt, der nun gezielt die Ursache beheben und die Selbstheilungskräfte aktivieren soll.
Vielleicht müssen zunächst schulmedizinische Medikamente verabreicht werden oder es können homöopathische und pflanzliche Mittel zum Einsatz kommen. Oft hilft auch eine Kombination aus allem, wenn es klug miteinander kombiniert wird.

Da unser Thema jedoch die Effektiven Mikroorganismen und ihre Einsatzmöglichkeiten ist, soll hier auch überwiegend nur deren begleitende Einsatzmöglichkeiten im Krankheitsfall besprochen werden. Das bedeutet dann aber auf keinen Fall, dass es immer ausreichend ist, nur mit EM zu unterstützen!

Die nützlichen Mikroben bilden einen Baustein im Großen und Ganzen. Sie sind kein Wundermittel, sollten in ihrer Wirkung aber auch nicht unterschätzt werden.

Hauterkrankungen	<ul><li>Ekzem/Dermatitis</li><li>Pyodermien</li><li>Hautpilze</li><li>Ektoparasiten</li><li>Allergien</li><li>Wunden</li><li>Ohrenentzündung</li></ul>
Magen-Darmerkrankungen	<ul><li>Gastritis</li><li>Enteritis</li><li>Lebererkrankungen</li><li>Endoparasiten</li><li>Allergien</li></ul>
Weiteres	<ul><li>Infektanfälligkeit</li><li>Zahnfleisch- und Rachenerkrankungen</li><li>Stress (Übersäuerung)</li><li>Inappetenz und/oder verminderte Futterverwertung</li></ul>

(Mögliche Anwendungsgebiete in der Übersicht.)

Um einen besseren Eindruck zu bekommen, wie EM im Krankheitsfall in der Praxis eingesetzt werden können, folgen nun ein paar konkrete Beispiele:

Entzündliche Hauterkrankung (Ekzem)

Unter dem Begriff Ekzem werden entzündliche (nicht-infektiöse) Veränderungen der Haut zusammengefasst. Oft spricht man auch von einer Dermatitis.

Es werden drei Grundarten von Ekzemen unterschieden. Diese sind das atopische (unbekannte Ursache, zumeist chronisch), das toxische und das allergische Ekzem. Hinzu kommen die Unterscheidungen nach Lokalisation z.b. das Hand- oder Fußekzem oder nach Pathogenese, z.B. das allergische Kontaktekzem.

Das wichtigste und häufigste Symptom bei betroffenen Hunden ist der Juckreiz. Dazu kommen verschiedene Veränderungen der Haut wie Rötungen, Pusteln, Krusten oder Schwellungen.

→ Wurde die Ursache ermittelt, empfiehlt es sich auf jeden Fall, von innen heraus zu unterstützen. Flüssige EM-Futterzusätze oder Bokashi können kurweise verabreicht werden, um den Darm und damit auch die eigenen Abwehrkräfte des Körpers zu unterstützen.

Äußerlich kann man die betroffenen Stellen vorsichtig mit verdünnter EM Urlösung (ca. 10ml auf 100 ml lauwarmes Wasser) abtupfen. Für nässende Hautareale kann mit EM-Keramikpulver + EM Urlösung (oder EMa) eine Paste angerührt werden, die auf die Haut aufgetragen werden kann.

Oberflächliche Hautwunden

Hautwunden bluten meist nur wenig und kommen am Kopf, dem Rumpf oder den Beinen vor. Im Normalfall verlaufen sie ohne Schwellungen.

Schürfwunden sind meist flächige Verletzungen, die vor allem an Hüfthöckern, Kopf, Knie- oder Ellbogengelenk, Sprung- oder Vorderfußwurzelgelenk vorkommen. Die Oberfläche der Haut ist abgeschabt, was durchaus auch stark bluten kann.

→ Die oberflächliche Wunde kann zunächst mit sauberem Wasser oder isotonischer Kochsalzlösung gereinigt werden.

Anschließend mit einer mit Wasser verdünnten EM-Lösung (gerne in Form von anwendungsfertigen EM-Haut- oder Fellpflegesprays), vorsichtig die Wunde einsprühen. Die Verdünnung sollte mindestens 1:1 betragen.

Achtung: Die Anwendung kann leicht brennen, weshalb auch mit ersten Abwehrreaktionen zu rechnen ist. Das Brennen legt sich jedoch recht schnell wieder.

Eine weitere Möglichkeit ist es, Tonerde und/oder EM-Keramikpulver mit EMa im Verhältnis 1:1 anzurühren und die Paste auf der Wunde zu verstreichen.

Hautpilz (Dermatomykose)

Eine Infektion mit einem Hautpilz bezeichnet man auch als Dermatomykose. Zu den häufigsten Arten der Hautpilzinfektion zählen die Mikrosporie und die Trichophytie.

Beim Hautpilz kommt es häufig zu kreisrundem, manchmal zu diffusem Haarausfall und starkem Juckreiz der Haut.

Hautpilz kann übrigens auch auf den Menschen übertragen werden (eine sog. Zoonose), weshalb Hygienemaßnahmen hier besonders wichtig sind.

→ EMa flüssig oder Bokashi regelmäßig als Kur zum Futter geben, um von innen heraus das Immunsystem zu stärken. Auf dieses Weise wird die Haut weniger anfällig für einen Befall mit Hautpilz.

Äußerlich kann EM auch für die Haut- und Fellpflege genutzt werden, um die natürlich Hautflora zu unterstützen. Dazu können ca. 10ml EMa oder EM hell/blond oder spezielle EM-Fellpflege-Zubereitungen mit 100 ml lauwarmen Wasser verdünnt werden. Sorgfältig das Fell einsprühen und dann alles bis zur Haut einmassieren. Um selbst eine Ansteckung zu vermeiden, sollten dabei Handschuhe getragen werden.

Ohrentzündung (Otitis externa)

Die Otitis externa ist eine Entzündung der Haut und Unterhaut des äußeren Gehörganges. Ausgelöst wird die Entzündung häufig durch pathogene Bakterien, (Hefe-)Pilze, Milben oder auch durch eine Allergie.
Der Gehörgang ist gerötet, eventuell sogar geschwollen. Es zeigen sich häufig schmierige Beläge und es kommt zu Juckreiz. Häufiges Kopfschütteln oder Kratzen an den Ohren sowie Abwehrreaktionen bei Berührungen können erste Anzeichen sein.

→ Wenn das Trommelfell nicht beschädigt ist (bitte zunächst abklären lassen), steht eine gründliche und regelmäßige Reinigung der Ohrmuschel an erster Stelle. Im Anschluss können spezielle Ohrentropfen mit EM (es gibt mittlerweile verschiedene Produkte von unterschiedlichen Herstellern) in den Gehörgang eingegeben werden. 1 – 2 Tropfen mindestens einmal täglich.

Alternativ können auch EMa mit lauwarmem Wasser verdünnt werden und damit die Ohrmuschel ausgereinigt werden.
Die Reinigung sollte immer nur mit fusselfreien Tüchern erfolgen. Bitte keine Wattestäbchen benutzen, diese können mehr schaden als nutzen!

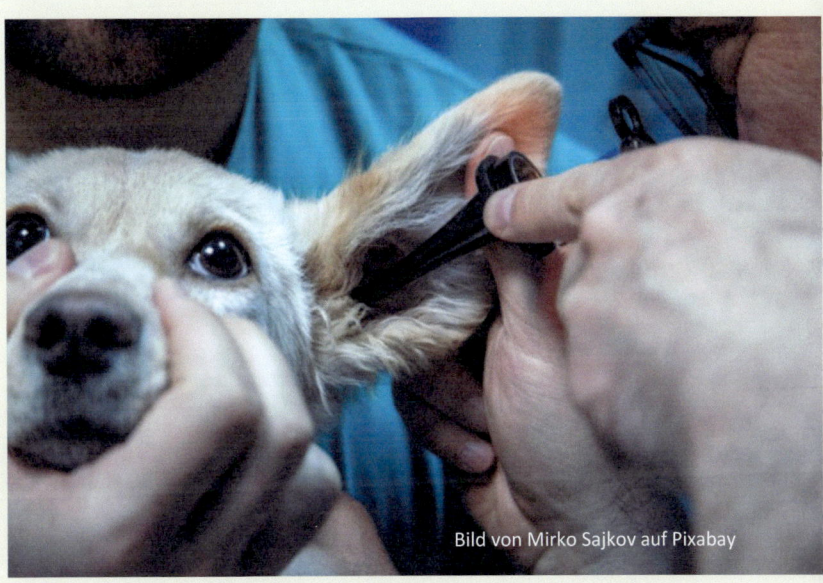

Bild von Mirko Sajkov auf Pixabay

Zahnfleischentzündung (Gingivitis)

Wie der Name schon sagt, handelt es sich dabei um eine Entzündung des Zahnfleisches. In den meisten Fällen wird eine Gingivitis durch mangelnde Hygiene und die damit einhergehenden bakteriellen Beläge verursacht. Auch durch Reizungen kann es aber zu einer Entzündung kommen oder im Rahmen anderer Erkrankungen.
Unterschieden wird in eine akute und eine chronische Zahnfleischentzündung.

 → EMa kann im Verhältnis 1 zu 5 mit Wasser verdünnt und dann mit einer Spritze (ohne Nadel) aufgezogen werden. Das verdünnte EMa wird dann im Maul verteilt.

Außerdem ist grundsätzlich eine gute Zahnhygiene unumgänglich. Regelmäßiges Zähneputzen ist dabei ein guter Baustein. Es gibt neutrale EM-Zahnpasta (also ohne Zusätze, die vielleicht den Geschmack verbessern sollen wie Menthol), die sich auch für Hunde eignen kann. Diese kann zum Putzen verwendet werden. Geputzt werden kann mittels einer kleinen Zahnbürste oder mit speziellen „Zahnputz Fingerling" für Hunde.

Achtung: Niemals sollten in Zahncremes, die bei Hunden angewendet werden, Süßungsmittel wie z.B. Xylit (Birkenzucker) enthalten sein. Diese können zu schweren Vergiftungen führen!

Magenschleimhautentzündung (Gastritis)

Bei der Gastritis handelt es sich um eine Entzündung der Schleimhaut des Magens beim Hund. Unterschieden wird dabei in eine akute und eine chronische Gastritis.

Manchmal zeigt sich die Magenschleimhautentzündung mit recht milden oder unspezifischen Symptomen wie Inappetenz, Apathie und unregelmäßigem Erbrechen. Es kann jedoch auch zu heftigem oder langanhaltendem Erbrechen kommen mit Schleim und /oder Blutbeimengungen. Bei heftigen Verläufen kann sich auch Blut im Kot zeigen. Ursache können beispielsweise Futterunverträglichkeiten, Fremdkörper, Infektionen, Toxine aber auch Stress sein.

→ Unterstützen kann man bei einer Gastritis mittels Schonkost und auch Schleimbreien (Leinsamen, Haferflocken), denen flüssige EM-Futterergänzungsmittel beigemischt werden. Dadurch kann die natürliche Bakterienflora wiederhergestellt werden.

Darmentzündung (Enteritis)

Als Enteritis bezeichnet man eine Entzündung des Dünndarms. Ist der Magen mitbeteiligt (siehe Gastritis), sprechen wir von einer Gastroenteritis. Ist der Dickdarm mitbeteiligt, so nennt man dies eine Enterocolitis. Eine weitere Bezeichnung für eine Entzündung des Darms ist Darmkatarrh.

Das Hauptsymptom eines betroffenen Hundes ist zumeist der typische Durchfall (Diarrhoe). Dazu können auch leichte bis starke Bauchschmerzen (Kolik) auftreten sowie ein gestörtes Allgemeinbefinden. In schweren Fällen kommt Fieber dazu und (je nach Schwere der Schädigung der Darmschleimhaut) Blut im Kot. Man muss zudem aufpassen, dass es im Verlauf von starker Diarrhoe nicht zu Dehydration mit Elekrolytverlust kommt.

Bei einer Enteritis kommen sehr zahlreiche Ursachen in Frage wie unter anderem Fütterungsfehler, Infektionen (Bakterien, Viren, Parasiten), Toxine, Dysbiose, Fremdkörper oder Allergien.

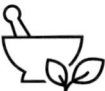 → Wie bei der Gastritis sollte auch bei der Enteritis zunächst auf Schonkost umgestellt werden.

Der Schonkost oder dem Wasser können flüssige EM-Futterergänzungsmittel (gerne auch mit Kräutern) beigefügt werden, um die natürliche Darmflora wieder ins Gleichgewicht zu bringen.

Verstopfung (Obstipation)

Wenn der Kotabsatz nur verzögert ist oder gar komplett ausbleibt, sprechen wir von einer Verstopfung. Der Fachbegriff lautet Obstipation.

Dadurch, dass die Darmperistaltik verlangsamt oder der Darm verengt ist, wird dem Darminhalt mehr Wasser entzogen. Dadurch verdickt der Kot dann auch mehr.

Von einer Verstopfung können einzelne Abschnitte des Dickdarms betroffen sein oder auch der Enddarm.

Eine Obstipation kann akut oder auch chronisch sein und betroffene Hunde versuchen (teilweise auch unter Schmerzen) vergeblich, den Kot abzusetzen. Begleitend kann es zu Blähungen, Bauchschmerzen, Inappetenz, Unruhe oder sogar Erbrechen kommen.

Die Ursache können unter anderem Wassermangel, Bewegungsmangel, Fütterungsfehler, eine Dysbiose, Fremdkörper, aber auch Tumoren sein.

Achtung: Ein richtiger Darmverschluss (Ileus) bedeutet immer Lebensgefahr!

 → Bei einer leichten Verstopfung kann neben anderen Maßnahmen gut mit Effektiven Mikroorganismen geholfen werden.

Flüssige EM-Futterergänzungen ins Trinkwasser geben und darauf achten, dass wirklich ausreichend Wasser aufgenommen wird. Zum einen hilft die vermehrte Aufnahme von Flüssigkeit, den Kot wieder geschmeidiger zu machen, zum anderen helfen die EM die natürliche Darmflora wieder ins Gleichgewicht zu bringen.

Wer damit Erfahrung hat, kann auch kleine Einläufe mit Zugabe von EM durchführen (dies sollte man jedoch wirklich können oder sich von einem Fachmann zeigen lassen).

Stress

Auch bei Hunden treten sogenannte Verhaltensauffälligkeiten auf. Das bedeutet, diese Tiere zeigen Verhaltensweisen, die eigentlich nicht zu „normalem" und arttypischem Verhalten gezählt werden können.

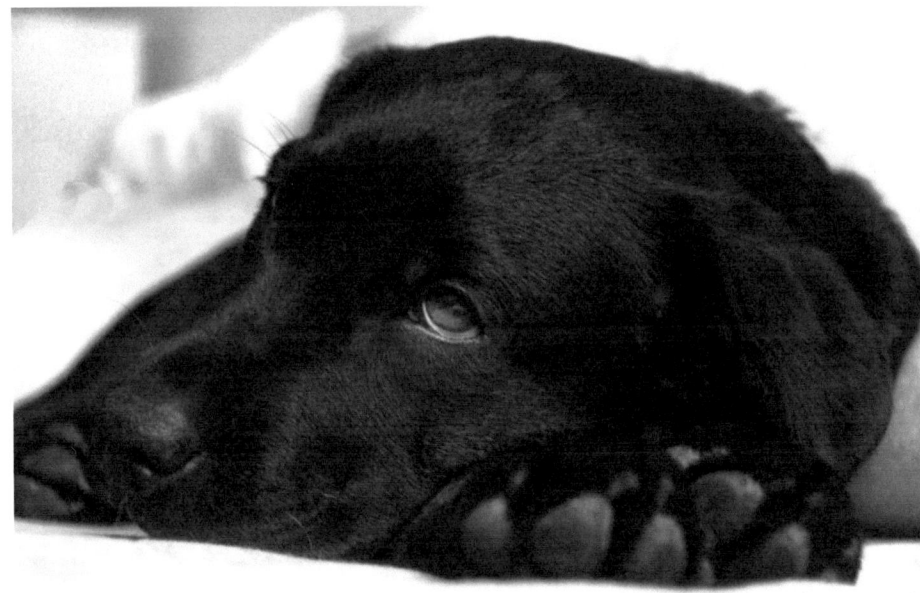

Bild von ewa pniewska auf Pixabay

Das kann zum Beispiel exzessives Bellen, Hyperaktivität, Kopfschlagen, Schwanzjagen, Pfotenlecken, auffällige Müdigkeit und vieles mehr sein.

Wenn organische Ursachen für solche Symptome ausgeschlossen werden können, dann sollte man auch immer an das Thema Stress denken. Hunde leiden häufig unter chronischem Stress, wenn ihr soziales Verhalten nicht in Balance ist. Ursachen dafür können genauso vielfältig sein, wie die Symptome: gestörte Entwicklung (-> mangelnde Sozialisierung), Fehler im Umgang durch Besitzer, Fehler bei der Haltung und/oder der Fütterung, schlechte Erfahrungen mit Artgenossen, Unter- oder Überforderung usw.

→ In erster Linie müssen, soweit möglich, natürlich die Ursachen behoben werden. Zusätzlich können aber EM, neben einer Verhaltenstherapie, unterstützend eingesetzt werden um den Körper vor Übersäuerung (Azidose) zu schützen. Denn Übersäuerung ist häufig eine Folge von langanhaltendem Stress und fördert die oben genannte Symptomatik.

Stress erhöht die Ausschüttung von Adrenalin, vermindert die Versorgung der Muskulatur, sowie die Versorgung des Verdauungssystems und des Gehirns mit Sauerstoff. Als Übersäuerung wird dann ein Ungleichgewicht des Säure-Basen-Haushaltes des Körpers bezeichnet. Dabei überwiegen die Säuren im gesamten Organismus, vor allem im Blut und im Bindegewebe.

Durch ein qualitativ hochwertiges Futter und der regelmäßigen Ergänzung von Futter-Bokashi oder flüssigem EM-Futterergänzungsmittel kann man diesem Problem entgegenwirken. Durch die EM wird die körpereigene Abwehr angeregt, die Darmflora stabilisiert und eine antioxidative Wirkung erzielt.

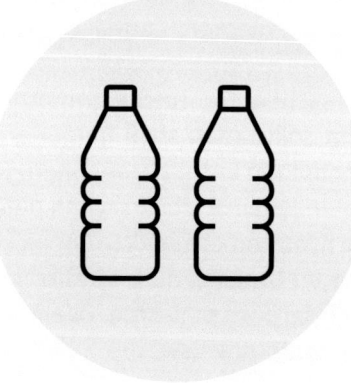

Nebenwirkungen und Gegenanzeigen?!

Grundsätzlich ist an dieser Stelle zu sagen, dass sich bei der äußerlichen oder innerlichen Anwendung von Effektiven Mikroorganismen bei Hunden nur selten oder gar keine Nebenwirkungen einstellen. Vor allem, wenn man gewissenhaft und nach Plan vorgeht.

Vorsichtig sollte man jedoch immer sein, wenn der Hund schon *Allergien* oder Unverträglichkeiten hat. Zwar kann die Nutzung von EM auch bei diesem Thema sehr nützlich sein, aber es können, wie auf alle anderen Stoffe, eben auch auf die EM allergische Reaktionen auftreten.

Ist der Hund also schon, z.B. auf Futtermittel allergisch, sollte man auch bei der Anwendung von EM sehr achtsam sein und sich am besten von einem Therapeuten oder einer Therapeutin begleiten lassen.

Auch wenn der Hund schwere Vorerkrankungen hat und zudem starke Medikamente nehmen muss, sollte mit dem behandelnden Tiertherapeuten/Tiertherapeutin abgesprochen werden, ob die Effektiven Mikroorganismen angewendet werden dürfen und wenn ja, in welcher Form.

Die häufigste Nebenwirkung, die bei der innerlichen Anwendung auftreten kann, ist weicher Kot oder Durchfall. Wer selbst schon mal zu viel Sauerkraut oder ähnliches verzehrt hat, der kennt den „durchschlagenden" Effekt vielleicht aus eigener Erfahrung.

Der Darm benötigt eine gewisse Gewöhnung an die Zubereitungen mit EM und deshalb ist auch das langsame Einschleichen der Produkte zur innerlichen Einnahme so wichtig.

Hat man zu schnell zu viel EM verfüttert und es kommt zu Durchfall, dann sollte man das Produkt einfach wieder absetzen und noch einmal von neuem und vor allem langsamer beginnen.

Auch je nach Hersteller und Produkt können die Zusammensetzungen immer leicht verschieden sein, so dass vielleicht das eine Produkt gut vertragen wird und das andere wiederum nicht. Hier sollte man dann vorsichtig ausprobieren.

Verträgt ein Hund die EM wirklich nicht, dann bitte absetzen und es alternativ vielleicht einfach mit den EM-Keramik-Pipes probieren, da wir hier nur die Information der EM haben (diese selbst jedoch nicht mehr leben).

Grundsätzlich gilt: Wann immer man sich bei der Anwendung unsicher ist, bitte an einen Experten wenden.

Alle in diesem Ratgeber beschriebenen Anwendungshinweise beziehen sich übrigens wirklich nur auf Hunde und sollten ohne Rücksprache mit einem Experten bzw. einer Expertin für EM und Tierheilkunde nicht einfach auf andere Tierarten übertragen werden.

Nachwort

Liebe Leser*innen,

nun haben Sie einen ersten Einblick gewonnen, wie Sie die Effektiven Mikroorganismen in Ihren Haushalt mit Hunden einbinden können. Auf diese Weise haben Sie die Möglichkeit einen wunderbaren Beitrag zu leisten, die Umwelt nicht mit noch mehr schädlichen Stoffen zu belasten, sondern ganz im Gegenteil, den positiven Effekt der EM als Teil des Umweltschutzes zu nutzen.

Und das Schönste: Sie und auch Ihr Hund können dabei gleich mit profitieren, indem Sie sich ein gesundes Milieu in Ihrem Zuhause erschaffen. Gleichzeitig können Sie etwas dafür tun, die Abwehrkräfte Ihres vierbeinigen Schützlings zu stabilisieren und zu kräftigen.

Für mich sind die EM ein ganz wunderbarer Baustein, der auf so vielfältige Weise genutzt werden kann und vielleicht haben nun auch Sie Lust bekommen, gleich die Wirkungsweise der Mikroben selbst auszuprobieren?

Wenn das Prinzip der Effektiven Mikroorganismen dabei einmal verstanden wurde, erschließen sich oft noch viele weitere Anwendungsideen und ich ermuntere gerne dazu, einfach selbst loszulegen und auch einfach mal zu experimentieren.

Gerade bei den äußeren Anwendungen (ob für den Hund oder im Haushalt) werden Sie sicher viele Ideen bekommen, wo Ihnen die nützlichen Mikroben überall helfen könnten.

Bei der innerlichen Anwendung halten Sie sich an die grundsätzlichen Anwendungsmöglichkeiten (hierbei auch immer die Hinweise auf den Produkten beachten) und entwickeln Sie ein Gespür dafür, was Ihrem Tier guttut. Hier dürfen Sie auch gerne auf Ihr Bauchgefühl vertrauen.

Ein wacher und klarer Blick, ein glänzendes Fell, eine gute Verdauung und viel Lebensfreude unserer Vierbeiner sind dann unser „Lohn" für einen ganzheitlichen Umgang sowie eine artgerechte Haltung und Fütterung, bei denen die EM ihren Einsatz finden können.

Mein Tipp zum Schluss: Beziehen können Sie EM-Produkte in einigen Bioläden oder Reformhäusern. Wer Glück hat, hat sogar einen spezialisierten EM-Laden in seiner Nähe.
Ansonsten finden sich zahlreiche EM-Shops vor allem über das Internet. Hierzu einfach den Begriff „Effektive Mikroorganismen" in eine Suchmaschine eingeben und dann haben Sie die Qual der Wahl.

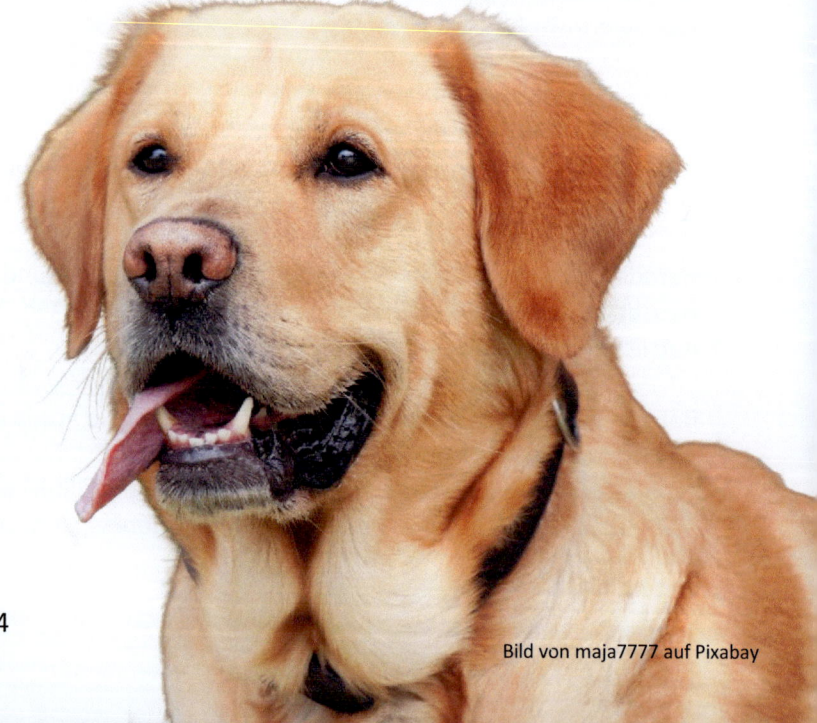

Bild von maja7777 auf Pixabay

Lexikon: EM – Begriffe

Einige Namen und Begriffe tauchen in diesem Buch immer wieder auf. Manchmal ist es leider nicht möglich, alles im laufenden Text in die Worte des täglichen Lebens zu fassen. Deswegen folgen hier einige Erläuterungen zu Namen und Begriffen.

Antibiotika

Es handelt sich um Substanzen, die einen stark hemmenden Einfluss auf den Stoffwechsel von Mikroorganismen haben. Auf diese Weise können die Antibiotika deren Vermehrung oder Weiterleben ausschalten. In vielen Fällen kann so der Einsatz von Antibiotika lebensrettend sein, wenn es gezielt eingesetzt wird.
Leider führt jedoch ein unkontrollierter und nicht angemessener Einsatz von Antibiotika (übrigens nicht nur in der Medizin, sondern auch im Ackerbau und in der Viehzucht) dazu, dass Keime diesen Medikamenten gegenüber Resistenzen entwickeln.
Antibiotika wirken übrigens nicht gegen Viren, da Viren keinen eigenen Stoffwechsel besitzen.

Antioxidantien

Ein Antioxidans ist ein Enzym (es kann sich aber auch um eine niedermolekulare Gruppe handeln), welches den Organismus gegenüber reaktiven Sauerstoffspezies und damit vor oxidativem Stress absichern soll.
Antioxidantien bestehen vor allem aus Polysacchariden, Mineralien und in kleinen Mengen aus Vitaminen (C und E) und Spurenelementen.
Durch den Stoffwechsel der EM werden Antioxidantien in großen Mengen „produziert".

Bakterienflora

In der Medizin beschreibt die Bakterienflora die Gesamtheit aller Bakterien, die sich auf/in einer bestimmte Körperregion angesiedelt haben. Häufig sind diese Bakterien Prokaryonten und besitzen keinen Zellkern. Oft sind sie auch nur in dieser Körperregion überlebensfähig und (eventuell) nützlich.

Auch auf Oberflächen siedeln eine Vielzahl an Mikroben, dabei können positive und negative Bakterien im Gleichgewicht siedeln oder eine Seite dominiert.

Desinfektion

Desinfektion bedeutet durch entsprechende Maßnahmen die Zahl an Infektionserregern so weit zu reduzieren, dass eine Übertragung ausgeschlossen werden kann. Allerdings findet dabei keine 100%ige Keimreduzierung statt. Man geht von einer Reduktion um den Faktor LOG 5 bzw. 99,999% aus.

Bei den Desinfektionsmitteln unterscheidet man zwischen Flächen und Gerätedesinfektionsmitteln und den Hautdesinfektionsmitteln. Studien (z.B. vom Cary Institute of Ecosystem Studies) haben jedoch bereits erwiesen, dass eine exzessive Anwendung von antibakteriellen Desinfektionsmitteln die Resistenz von Bakterien fördern kann. Ein Problem vor allem in Arztpraxen und Krankenhäusern.

Dieses Problem gilt aber auch für die Flüsse. Da die Desinfektionsmittel über das Abwasser auch in die Flüsse gelangen können, bilden sich in diesen mittlerweile resistente Keime.

Effektive Mikroorganismen

EM ist die Mikrobenmischung, die man im Fachhandel kaufen kann und die für alle Anwendungen bei der Futterbereitung, der Haut – und

Fellpflege oder der Pflege des Bodens zum Einsatz kommen kann.

In der Urlösung EM1 schlafen die Mikroben noch und sind nur wenig aktiv. Im aktivierten EMa dagegen sind sie sehr aktiv und verbrauchen entsprechend Energie. Diese Energie gewinnen sie aus der Zuckerrohrmelasse. Ist diese verbraucht, können sich die Mikroben nicht mehr selbst erhalten. EMa kann von daher dann auch nach einer gewissen Zeit verderben.

Fermentation

Fermentation ist ein Begriff, der sich von lateinischen Wort fermentare, also „gären", ableitet. Bei der Fermentation kommt es zum Abbau oder auch zum Umbau von organischen Stoffen mit Hilfe von Mikroorganismen. Durch den Einsatz von Enzymen zur Bildung bestimmter organischer Produkte kann es bei diesem Prozess auch zu enzymatisch-chemischen Veränderungen kommen.

Viele Lebensmittel werden mit Hilfe von Fermentationsprozessen hergestellt, wie Sauerkraut, Tofu, Bier, Wein oder auch Milchprodukte wie Buttermilch (Milchsäuregärung).
Das gleiche Prinzip macht man sich bei der Herstellung von EMa zu Nutze sowie für die weitere Herstellung von EM-Produkten wie unter anderem das Bokashi.

Hefen

Hefepilze (Hefen) sind einzellige Pilze. Meist kommen sie aus der Familie der Schlauchpilze. Sie können sich durch Sprossen oder Teilung schnell vermehren. Dazu benötigen sie Wärme, Feuchtigkeit und Kohlenhydraten (Zucker).
Hefen gären normalerweise anaerob, und es entsteht Kohlendioxid und Ethanol. Beides wird für die Herstellung vieler Lebensmittel benötigt, wie beispielsweise Brot oder Bier.
Außerdem bilden sie bei der Fermentierung wertvolle Aminosäuren und Vitamine. Hefen sind ein Bestandteil der EM.

Milchsäurebakterien

Milchsäurebakterien (Lactobacillales) sind Bakterien, die Kohlenhydrate zu Milchsäure abbauen können. Wir sprechen dann von Milchsäuregärung, was unter anderem bei der Herstellung von Milchprodukten wie Buttermilch, Joghurt oder Käse genutzt wird. Aber auch bei der Fermentation von Sauerkraut, Silage und eben den EM sind sie von Bedeutung. Bei der Fermentation von organischem Material entstehen mit ihrer Hilfe Säuren, die krankmachende Keime unterdrücken können.

Bei Tieren und Menschen siedeln die Milchsäurebakterien auch im Verdauungssystem (hauptsächlich in der Darmflora) und sind in der Vaginalflora zu finden.

Photosynthesebakterien

Bakterien, die eine Photosynthese durchführen, nennt man Photosynthesebakterien.

Dabei gibt es zwei verschiedene Gruppen von Photosynthesebakterien: 1. Rhodospirillales und 2. Cyanobakterien.

Die Stoffwechselprodukte der Photosynthesebakterien haben die Eigenschaft ein beständiges Gleichgewicht zwischen den Effektiven Mikroorganismen zu halten und sind deshalb eine wichtige „Zutat".

pH-Wert

Der pH-Wert gibt den Säuregrad einer Lösung an. Das bedeutet, er kann die Konzentration an Protonen (H+ Ionen) angeben. Sehr viele enzymatische Reaktionen im tierischen Organismus sowie die Funktion und Struktur von Proteinen sind erheblich vom Säuregrad der Lösung abhängig.

Die pH-Wert-Skala geht dabei von pH 1 bis pH 14. Ein Wert von 7 wird als neutral bezeichnet (d.h. Säuren und Basen sind ausgewogen), Werte zwischen 1 und 6,9 als sauer und Werte zwischen 7,1 und 14 als basisch.

Toxine

Toxinen sind biogene Substanzen, die Organismen schädigen können. Das geschieht, indem sie die physiologischen Stoffwechselabläufe stören. Toxine sind eine Teilmenge der Gifte, was bedeutet, dass sie ebenfalls akute oder chronische Vergiftungen oder verschiedene Krankheiten auslösen können.

Viele Toxine werden von Menschen und Tier durch Umweltbelastungen aufgenommen. Umweltbelastungen können dabei aus Emissionen (Abgabe) und Immissionen (Aufnahme) von bestimmten Substanzen erfolgen. Ob etwas als umweltneutral, umweltbelastend oder umweltschädigend bezeichnet werden kann, hängt meist von Art, Menge und Konzentration des jeweiligen Stoffes ab sowie von seiner umweltchemischen Stabilität. Der Übergang von neutral, belastend oder schädigend ist dabei oft fließend.

Sicher ist jedoch die bestehende Verbindung zwischen einer Belastung der Umwelt und der Belastung von in ihr lebenden Organsimen.

Stoffwechsel

Der Begriff Stoffwechsel (auch „Metabolismus") steht für Prozesse wie Aufnahme, Transport und die Umwandlung von Stoffen in einem Organismus. Außerdem für die Abgabe von anfallenden Stoffwechselendprodukten.

Unterschieden wird zwischen dem „Aufbau von organischen Stoffen" (der Assimilation), bei dem Stoffe aus der Umwelt in Bestandteile des Organismus umgewandelt werden, und dem „Abbau von organischen Stoffen" zum Zwecke der Energiegewinnung (der Dissimilation).

Zuckerrohrmelasse

Melasse ist ein zähflüssiger dunkelbrauner Sirup und ist ein Nebener-
zeugnis aus der Produktion von Zucker aus Zuckerrohr. Nachdem Zu-
ckerkristalle durch das Zentrifugieren gewonnen wurden, bleibt die
Melasse zurück.
Die Zuckerrohrmelasse enthält außer Zucker (etwa 60% Anteil) aber
auch noch weitere Nährwerte, wie Ballaststoffe, Salz, Vitamine sowie
Mengen- und Spurenelemente.

Die Zuckerrohrmelasse bildet eine wichtige Zutat bei der Aktivierung
der EM-Grundlösung EM1 zu EMa. Die Effektiven Mikroorganismen
benötigen zur Aktivierung

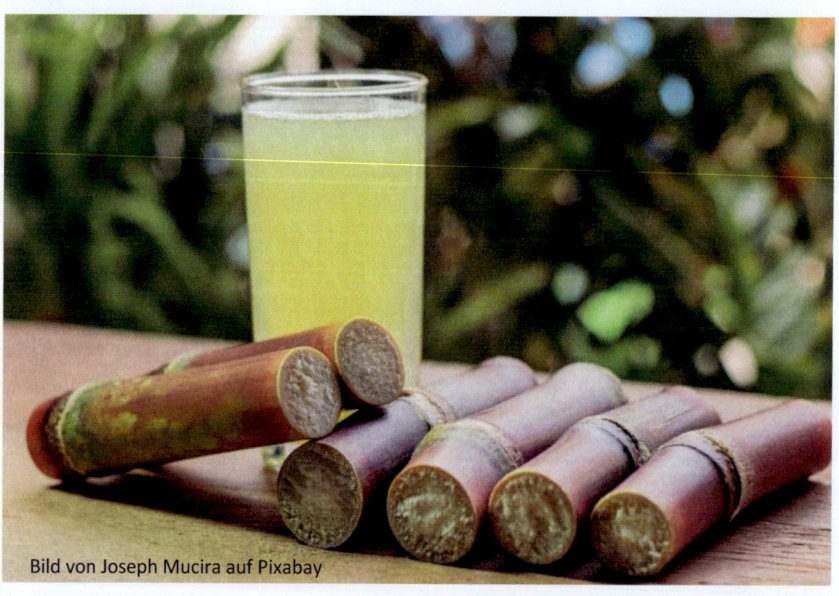

Bild von Joseph Mucira auf Pixabay

Die Autorin

Als ausgebildete und geprüfte Tierheilpraktikerin und Tierphysiotherapeutin hat Carolin Caprano zusätzlich ein Fernstudium „Werbegrafik und Design" absolviert, sowie einige Semester Germanistik an der TU-Darmstadt studiert.

Acht Jahre lang hat sie eine eigene Tierheilpraxis geführt und betreut nun als Fernlehrerin angehende Tierheilpraktiker und Tierpsychologen bei der Studiengemeinschaft Darmstadt. Außerdem illustriert sie regelmäßig Fachliteratur (hauptsächlich zu naturheilkundlichen und medizinischen Themen).

Als Autorin hat Carolin Caprano schon viele Bücher und Kursunterlagen für verschiedene Verlage veröffentlicht (Crotona-Verlag, Natura Med, Eifelkrone/K75 Medienpark, Academy of Sports, K-Active GmbH, Telegonos Publishing).

Carolin Caprano

- ➢ Tierheilpraktikerin (ATM)
- ➢ Tierphysiotherapeutin
- ➢ Autorin
- ➢ Illustratorin

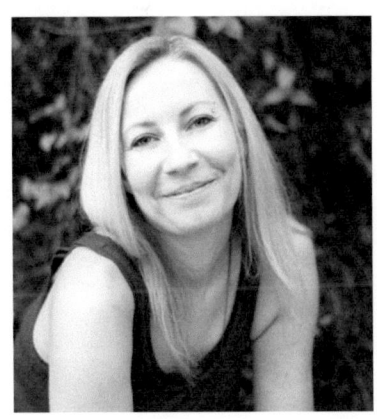

www.carolin-caprano.com

Literatur- und Quellennachweis

Consilium Cedip: Veterinaricum, 3. Auflage 2003, Redaktion Sigrun Borstelmann, CEDIP Verlagsgesellschaft mbH Ismaning bei München, ISSN 0940 – 7456

Wolfgang Daubenmerkl: Tierkrankheiten und ihre Behandlung, 2. Auflage, Wissenschaftliche Verlagsgesellschaft mbH Stuttgart, ISBN 3-8047-2103-6

DHU: Homöopathisches Repetitorium, Ausgabe 2001, Deutsche Homöopathische Union Karlsruhe

Ernst Hammes, Gisela van den Höövel: EM Lösungen Haus und Garten, 2. Auflage (Juli 2006), Verlag Eifelkrone Musik & Buch, ISBN 978- 3937640310

Ernst Hammes: EM und der Kreislauf des Lebens: naturwissenschaftlich – philosophisch – logisch, 4. Auflage. (Oktober 2008), Verlag Eifelkrone Musik & Buch, ISBN 978-3937640693

Franz-Peter Mau: EM: Fantastische Erfolge mit Effektiven Mikroorganismen in Haus und Garten, für Pflanzenwachstum und Gesundheit – Anwenderbuch, Goldmann Verlag (18. Juli 2011), ISBN 978-3442219391

Doris Wroblewski: Übersäuerung, Schriftenreihe von Natur und Medizin Patientenratgeber Nr. 32

Meyer/Zentek: „Ernährung des Hundes", Parey Verlag Stuttgart, 5., neu bearbeitete und erweiterte Auflage, ISBN 978-3830441519

Carolin Caprano: EM für Tiere: Anwendungsmöglichkeiten der Effektiven Mikroorganismen, Crotona (28. März 2018), ISBN: 978-3861910930

Internet

www.bio-bahnhof.de, zuletzt aufgerufen am 06.06.2021
www.emiko.de, zuletzt aufgerufen am 06.06.2021
www.em-sanierung.de, zuletzt aufgerufen am 06.06.2021
https://em-alb.de, zuletzt aufgerufen am 06.06.2021
www.kalsow.de, zuletzt aufgerufen am 06.06.2021
www.chemie.de, zuletzt aufgerufen am 06.06.2021

Mehr von CapKo-Books...

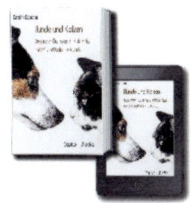

„Hunde und Katzen. Gesunder Darm und intakte Haut mit EM und Naturheilkunde"
(Fachbuch)
ISBN-13: 978-3743115293

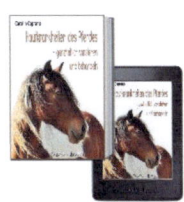

„Hautkrankheiten des Pferdes: ganzheit- lich verstehen und behandeln"
(Fachbuch)
ISBN-1 : 978-3743151321

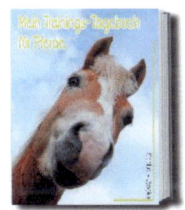

„Mein Trainings-Tagebuch für Pferde"
(Alltagshelfer)
ISBN-13: 978-3743193307

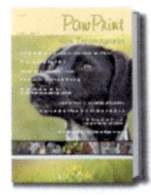

„PawPrint – das Tiermagazin"
(Unsere Magazin Reihe)

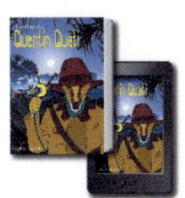

„Quentin Quati"
(Kinder- und Jugend-Roman)
ISBN-13: 978-3744834834